这样运动不生病

赫忠慧◎编著

U0278379

中国人口出版社
China Population Publishing House
全国百佳出版单位

图书在版编目（CIP）数据

这样运动不生病 / 赫忠慧编著. --北京：中国人口出版社，2022.1

ISBN 978-7-5101-6784-3

I. ①这… II. ①赫… III. ①运动疗法 IV. ①R454

中国版本图书馆CIP数据核字（2019）第233703号

这样运动不生病

ZHEYANG YUNDONG BU SHENGBING

赫忠慧　编著

责任编辑	魏　娜	
责任印制	林　鑫　王艳如	
出版发行	中国人口出版社	
印　　刷	小森印刷（北京）有限公司	
开　　本	710毫米×1000毫米　　1/16	
印　　张	11.5	
字　　数	160千字	
版　　次	2022年1月第1版	
印　　次	2022年1月第1次印刷	
书　　号	ISBN 978-7-5101-6784-3	
定　　价	45.00元	

网　　址	www.rkcbs.com.cn
电子信箱	rkcbs@126.com
总编室电话	（010）83519392
发行部电话	（010）83510481
传　　真	（010）83538190
地　　址	北京市西城区广安门南街80号中加大厦
邮　　编	100054

编 委 会

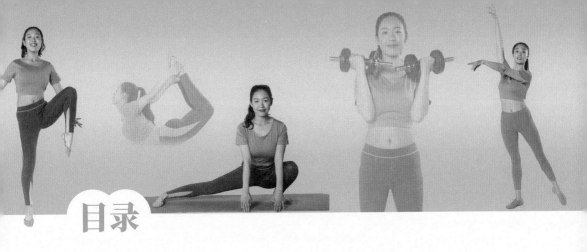

目录

第一部分　健康与健康风险

第一章　运动与健康 / 2

　　一、健康的新内涵 / 2

　　二、健康的新标准 / 4

　　三、影响健康的因素 / 5

第二章　运动与寿命 / 8

　　一、寿命观点 / 9

　　二、用"寿命计算器"算算你的预期寿命 / 12

　　三、运动可以延长寿命 / 14

第三章　运动与疾病 / 16

　　第一节　运动与肥胖 / 17

　　一、肥胖的危害 / 17

　　二、肥胖的标准是什么 / 19

　　三、想准确判定"肥胖",要关注"体脂百分比" / 20

　　四、肥胖有哪些类型 / 21

　　五、警惕最具杀伤力的隐性肥胖 / 21

　　六、隐性肥胖的判别方法:腰臀比 / 22

七、运动与"肥胖" / 22

第二节　运动与心脑血管疾病 / 23

一、心脑血管疾病及临床表现 / 23

二、常见的几种心脑血管疾病及对健康的危害 / 25

三、运动与心脑血管疾病风险防控 / 26

四、运动与"心肺功能" / 27

第三节　运动与骨骼健康 / 28

一、认识骨骼 / 28

二、骨健康的测定标准——骨密度 / 29

三、全身性骨量减少症 / 30

四、骨关节疾患的危险因素 / 31

五、运动与"骨健康" / 32

第四节　运动与认知健康 / 33

一、阿尔茨海默病的风险因素 / 33

二、阿尔茨海默病的症状 / 35

三、如何预防阿尔茨海默病 / 36

四、运动是预防阿尔茨海默病最有效的药物 / 39

第二部分　你有"运动风险"吗？

——运动风险评估

第一章　健康人的"运动风险" / 42

一、运动前的健康筛查 / 42

二、危险分层 / 46

第二章　临床问诊与一般情况评估 / 49

一、临床问诊与一般情况评估的意义 / 49

二、临床问诊的内容 / 49

三、一般情况评估 / 50

四、体力活动和运动水平评估 / 50

第三章　运动测试前的评定指标 / 51

一、心率 / 51

二、血压 / 52

三、血糖 / 53

四、血脂 / 54

五、肺活量 / 55

第四章　运动心肺功能评估 / 58

一、运动心肺功能试验的种类和方案 / 58

二、运动心肺功能试验的应用 / 59

三、运动心肺功能试验的适应证和禁忌证 / 60

四、临床检测指标——主观感觉和症状 / 61

第五章　健康体适能评估 / 63

一、身体成分 / 63

二、心肺耐力 / 65

三、肌肉力量和肌肉耐力 / 65

四、柔韧性 / 69

五、协调性 / 71

六、平衡能力评估 / 72

第三部分　运动健身"治未病"

第一章　"治未病"运动处方 / 76

一、运动健身活动的基本内容 / 77

二、运动内容或方式 / 79

三、运动中的注意事项（运动禁忌） / 87

四、暂停运动——运动中的危险信号 / 89

第二章 "控血压"运动处方 / 90

一、运动前的健康筛查与危险分层 / 90

二、运动处方的内容 / 92

三、运动内容或方式 / 93

四、各期高血压患者的运动方案 / 96

五、运动推介——八式太极拳 / 100

第三章 "降血糖"运动处方 / 111

一、运动前的健康筛查与评估 / 112

二、运动处方的干预作用 / 112

三、制订糖尿病患者个体化运动处方 / 114

四、适宜的运动 / 116

五、运动处方的基本内容 / 117

六、各类型糖尿病患者的运动处方原则 / 120

七、运动推介——弹力带 / 126

第四章 "健心脑"运动处方 / 135

一、运动对心脑血管健康的益处 / 135

二、心血管疾病患者的运动处方 / 136

三、力量训练的运动处方 / 138

四、运动推介——健身气功八段锦 / 140

第五章 "管体重"运动处方 / 146

一、评价肥胖的指标 / 147

二、运动目标 / 147

三、运动内容或方式 / 147

四、运动量安排 / 148

五、注意事项 / 148

六、饮食推介——健康减脂餐食谱 / 149

第六章 "健筋骨"运动处方 / 152

一、关节炎人群的运动处方 / 153

二、骨质疏松症人群的运动处方 / 156

三、运动健骨的基本方法 / 158

四、注意事项 / 165

五、常见骨骼关节疾患的运动疗法 / 166

第七章 "知灵动"运动处方 / 168

一、运动对认知能力的健康益处 / 168

二、运动形式推荐 / 169

三、运动推介——冥想练习 / 169

参考书目 / 172

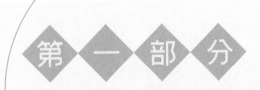

第一部分

健康与健康风险

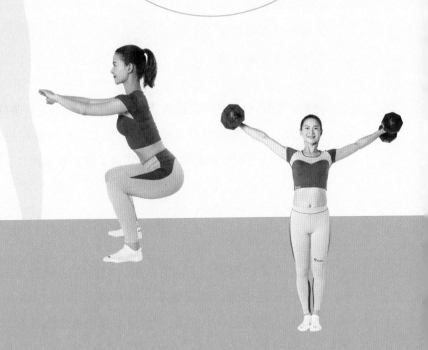

第一章　运动与健康

🔍 **本节要点**

1. 什么是健康
2. 影响健康的因素
3. 运动的健康益处

　　健康，是每个人密切关注的话题，是人生活的基本条件，只有深刻理解了健康的内涵，才能树立正确的健康观念，养成良好的体育健身习惯。因此，科学的体育锻炼和健康生活方式从了解健康开始。

一、健康的新内涵

　　什么是真正的健康，不同时代的人们对它的回答各不相同。长期以来，人们朴素地认为，健康就是"不生病"，直到1948年世界卫生组织（简称 WHO）在其宪章中提出，"健康不仅是免于疾病和虚弱，而是保持身体上、精神上和社会适应方面的完美状态"，人们对健康的内涵才产生一次认识上的飞跃。在1989年，WHO 又将道德健康（不伤害自己的躯体和心灵，也不应有对他人健康和社会有害的行为）纳入健康的范畴，提出只有同时具备躯体健康、心理健康、社会适应良好和道德健康才算是完全的健康（图 1-1-1）。

2000 年，David J. Anspaough 等在其所著的《全人健康：概念与应用》一书中，系统地阐述了自 20 世纪 80 年代以来被国际社会广为使用的"全人健康"（wellness）的概念，把它看作对传统健康概念的发展和补充。因此，现代人的健康内容包括：躯体健康、心理健康、心灵健康、社会健康、智力健康、道德健康、环境健康。健康是人的基本权利，健康是人生的第一财富，健康是一种心态。

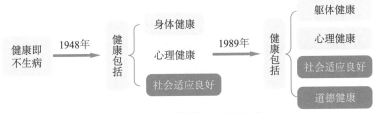

图 1-1-1　人们对健康内涵认识的变化

WHO 提出的健康定义的确描述了一种完美的静止状态，真正的健康存在于主动地创造和追求这种完美状态的动态过程中。健康不是完全天生的，是我们人类每一个个体通过自己的努力创造出来的，追求健康的过程中可能会遭受挫折，但一个人只要他的生命活动是朝向创造和追求健康的，就可以认为这个个体是健康的。

目前，人们对健康的认识已经丰富到七个维度（图 1-1-2），其中躯体维度指大家熟悉的身体健康，情绪、社会和职业维度指心理、社会和道德的健康，理智维度指对各种信息的处理能力，心灵维度包括信心、信任、信仰和信念，环境维度包括个体与社会和自然界的和谐关系。当我们以崭新的视野再来审视自己的健康时，是否会对如何维护健康有一些新的感悟呢？

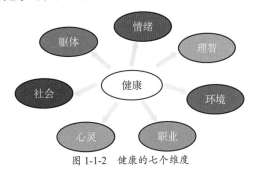

图 1-1-2　健康的七个维度

二、健康的新标准

20世纪80年代初，WHO规定了衡量健康的十大准则，我们可以对照它评价自己的健康水平：

1.充沛的精力，能从容不迫地担负日常生活和工作而不感到过分紧张与疲劳；

2.处事乐观，态度积极，乐于承担任务而不挑剔；

3.善于休息，睡眠良好；

4.应变能力强，能适应外界环境的各种变化；

5.对一般感冒和传染病有一定抵抗力；

6.体重适当，体形匀称，站立时，头、臂、臀比例协调；

7.眼睛明亮，反应敏捷，眼睑不发炎；

8.牙齿清洁，无缺损和龋齿，不疼痛，牙龈无出血，颜色正常；

9.头发有光泽，无头皮屑；

10.肌肉丰满，皮肤有弹性，走路轻松。

由于道德判断还没有严格的标准，所以WHO健康标准中没有涉及道德健康的具体内容。

知识窗："五快、三良好"的健康标准

如果觉得上面的十条标准不好记忆，可以采用WHO 1990年推荐的健康判断标准。

"五快"：吃得快：有好胃口，不挑食，能快速吃完一餐饭；走得快：行走自如，活动灵敏；说得快：表达正确、流利；睡得快：入睡快，睡得好，醒后精神饱满，头脑清醒；便得快：有便意就能很快排完大小便，且感觉轻松。

"三良好"：良好的个性：情绪稳定，性格温和，意志坚强，感情丰富，胸怀坦荡，豁达乐观；良好的处世能力：观察问题客观现实，具有良好的自控能力，能适应复杂的环境变化；良好的人际关系：助人为乐，与人为善，有好人缘，保持心情愉快。

三、影响健康的因素

（一）人类生物学因素

人类生物学因素包括遗传、病原微生物和个人生物学特征等。其中，遗传因素是影响人类健康的一个基本决定因素，目前已知由遗传因素直接引起的人类遗传性缺陷和遗传疾病近 3000 种，约占人类各种疾病的 1/5 以上。此外，遗传因素还与高血压、糖尿病和肿瘤等疾病的发病有关。病原微生物包括细菌、病毒、支原体、螺旋体和真菌等，它们在体内生长繁殖，并通过其代谢产物干扰和破坏人体组织细胞的正常活动，或引起变态反应而对组织器官造成损害，或产生生理功能障碍，引起组织细胞损伤等。而年龄、性别、形体特征等个人生物学特征也在一定程度上影响着个人的疾病与健康状况。

（二）环境因素

环境因素包括自然环境和社会环境，其变化对人类健康影响极大。自然环境包括阳光、空气、水、气候和地理等，对健康有着直接的影响。爱护自然环境，保持自然环境与人类社会的和谐发展，对于维护和促进人类健康事业的发展具有十分重要的意义。社会环境，又称文化—社会环境，包括社会制度、法律、经济、文化、教育等。其中，社会制度确定了与健康相关的政策和资源保障；法律、法规确定了健康人权的维护；经济决定着与健康密切相关的衣、食、住、行；文化决定着人们的健康风俗、习惯、道德；而教育促成人们树立科学的健康观念和养成良好的健康生活方式。

（三）生活方式因素

生活方式因素又称行为与生活方式因素，特指人类个体或群体长期受一定文化民族、社会、经济、风俗、习惯等的影响而形成的一系列生活观念、生活态度、生活习惯和生活制度等，给个人、群体乃至社会的健康带来直接或间接的危害，它对机体具有潜袭性、累积性和广泛性影响的特点。现实生活中许多人存在健康问题，重要的原因是自己没有良好的生活方式。不良的生活方式是影响健康的重要因素之一，而良好的生活方式则是长寿的重要保证。现今社会，由于收入增多、交通发达等，人们尽情地享受现代文明的成果，但是，不良的生活方式却在无情地蚕食着人们的健康。例如，吸烟、饮酒、暴饮暴食、过多摄入脂肪和糖；无节制的娱乐休闲、熬夜，睡眠不足，长时间看电视、玩电子游戏；缺乏锻炼或不运动；夫妻间情感淡漠，对孩子溺爱，对他人冷漠；以自我为中心、孤独、抑郁、忌妒、自私；过多功利化、物质化等不健康的交友方式，导致了亚健康的产生和迅速蔓延。全球心血管疾病患者的迅速增加，就是亚健康越来越严重的直接后果。美国通过 30 年的努力，使心血管疾病的死亡率下降 50%，其中 2/3 是通过改善行为和生活方式而取得的。1992 年国际心脏保健会议提出的《维多利亚心脏保健宣言》指出：健康的 4 大基石是"合理膳食、适量运动、戒烟限酒、心理健康"。可见，行为和生活方式对我们的健康具有举足轻重的意义。

（四）医疗卫生服务因素

医疗卫生服务是指卫生机构和卫生专业人员为了防治疾病，增进健康，运用卫生资源和各种手段，有计划、有目的地向个人、群体和社会提供必要服务的活动过程。健全的医疗卫生机构，完备的服务网络，一定的卫生经济投入以及合理的卫生资源配置对人群健康有促进作用。相反，如果卫生服务和社会医疗保障体系存在缺陷，就不可能有效地防治国民疾病，促进国民健康。

除此以外，包括个人收入和社会地位等在内的社会经济环境、婴儿早期生长发育状态、个人卫生习惯、个人健康生活能力和技能等也都被看作影响健康的主要因素。

1.科学的体育锻炼与健康的生活方式

体育锻炼有助于建立满足人类健康需要的文明生活方式。

2.体育锻炼可以促进身体健康

对于这一点，相信每个人都有一定的了解。毛主席提出的号召"发展体育运动，增强人民体质"早已家喻户晓，深入人心。

3.体育锻炼有助于促进心理健康

世界卫生组织认为，心理健康的标志有三方面。

（1）人格完整，表现为自我感觉良好，情绪稳定，积极情绪多于消极情绪，有较好的自控能力，能保持心理上的平衡，自尊、自爱，有自信心，有自知之明。

（2）在所处的环境中，有充分的安全感，保持适度的焦虑。

（3）对未来有明确的生活目标，能切合实际地、不断地进取，有理想，有事业的追求。

对于体育锻炼的心理保健作用，现代奥林匹克运动的创始人、法国教育家顾拜旦曾在其《体育颂》中这样写道："啊！体育，你就是乐趣！想起你，内心充满欢喜，血液循环加剧，思路更加开阔，条理愈加清晰。你可使忧伤的人散心解闷，你可使快乐的人生活更加甜蜜。"

4.体育锻炼有助于促进道德健康

道德健康就是不以损害他人利益来满足自己的需要，有辨别真伪、善恶、荣辱、美丑等是非观念，按社会认为规范的准则约束、支配自己的行为，能为人民的幸福做贡献。对此，日本的体育社会学家久松荣一郎认为，"体育运动所取得的良好的结果是勇气、忠实、正直、公平、忍耐和协力等"。

5.体育锻炼有助于社会适应良好

所谓社会适应良好，是指个体的社会行为能适应当时复杂的环境变化，为他人所理解，为大家所接受，且能保持正常的人际关系，能受到别人的欢迎。而参加体育锻炼必须要学会和人打交道，在体育锻炼中，不分职业、社会地位，拉近了人与人的距离，贫民与伟人也会有共同语言，也可能会成为朋友。

第二章　运动与寿命

本章要点

1. 寿命观点
2. 计算你的预期寿命
3. 运动可以延长寿命

　　寿星是中国传统文化"三吉星"之一，寄托着人们对长寿的美好期盼。人均寿命是标志一个地区、一个时期人们生活质量和健康状况的重要标尺，也是各地区幸福指数的重要参考数据。它与个人的生活方式、经济水平、生活环境等因素密切相关。

　　人均寿命是大家关注的一个数据。没有人能够预测任何一个人的寿命能有多长。但是我们可以用统计学的方法预测某个人群的平均寿命，这叫作"人均预期寿命"（表 1-2-1、表 1-2-2）。

表 1-2-1　2015 年世界人均预期寿命　　　　　　单位：岁

	平均预期寿命
世界人口	71.60
高收入国家	79.28
中上收入国家	74.83
中下收入国家	67.48
低收入国家	61.80

表 1-2-2 2015 年中国人均预期寿命 单位：岁

	2015 年	2010 年
中国人口平均预期寿命	76.34	74.83
男性平均预期寿命	73.64	+1.26
女性平均预期寿命	79.43	+2.06

可见，中国人口平均预期寿命比世界平均水平高出将近 5 岁，更是高于中等收入国家的平均寿命。有人计算了中国各省（自治区、直辖市）人均预期寿命并进行了排名，上海、北京走在全国各省（自治区、直辖市）人均寿命的前列（图 1-2-1）。

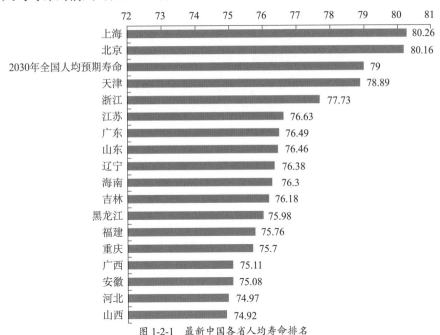

图 1-2-1 最新中国各省人均寿命排名

一、寿命观点

1. 性别与寿命

男性一般出现心脏疾病或中风的时间比女性早大约 10 年，在百岁老人中，女性占 85%，而男性只有 15%。女性在绝经期（平均为 51 岁）后与男性相比的这种优势趋于减弱，因此有些科学家推测雌激素在这种优势中发挥了作用。另有一种学说认为是慢性缺铁（由月经导致）造成了女性的这种优势。铁是我们细胞制造导致老化的自由基的关键，这种自由基是导致冠心病、中风、阿尔茨海默病和癌症的因素之一。

2. 婚姻与寿命

有趣的是，新英格兰百岁老人研究协会的数据显示，婚姻（或生活中拥有伴侣）对预期寿命的影响取决于性别。近100%的男性百岁老人都是已婚或晚年才失去配偶。

3. 家人与寿命

与家人或亲如家人的朋友保持频繁的联系有助于舒缓压力，同时也可能延长寿命。良好的家庭凝聚力和与家人频繁的联系是百岁老人的一个显著特征。研究指出，与亲人关系疏远的人拥有更脆弱的心理承受能力和更重的社会、心理压力。心理压力可能导致多种疾病，从而引起更高的死亡率。

4. 健康与寿命

世界卫生组织曾对各项影响健康的因素的重要性进行研究，结果显示，个人的健康和寿命有将近60%的因素取决于自己。这充分说明，个体的健康主要与自己做出的与健康有关的选择有关系，这也有力地印证了健康离不开健康生活方式的说法。

5. 压力与寿命

如果你是个幸福的人，没有压力的生活会助你长寿。生活条件是否优越，是否感到有压力，关键取决于对生活的态度，中国人常说的"知足常乐"就很好地说明了这一点。

6. 教育与寿命

受教育程度也很大程度上影响着寿命。受教育程度与寿命之间的确已被证明有紧密的联系，这其中潜在的原因包括更高的受教育程度往往意味着更好的社会地位、更健康的生活习惯以及更好的医疗保障，同时更高的受教育程度往往也与大脑功能更好地被发掘有关，后者同时也可以通过阅读书籍和参与脑力活动，如脑筋急转弯、学习外语或者学习演奏乐器等得到提高。

7. 工作与寿命

日本的一项研究显示，一天工作少于 7 小时的人群处在罹患冠心病的高风险中。如果你最近的工作负担刚刚好的话，不妨在干好工作的同时好好利用起闲暇的时间参与一些健康积极的活动。

8. 血压与寿命

血压由两种力量形成。第一种是由心脏收缩将血液送至动脉再经整个血液循环系统，这被称为收缩压。第二种是动脉压迫血流时产生的压力，这被称为舒张压。锻炼、合理的压力控制以及减轻体重（如果超重的话）可能会更进一步降低收缩压。

收缩压超过 140mmHg 便被认为偏高，这意味着您处在冠心病和中风的高风险中。这种风险与血压成正比。

舒张压小于 85mmHg 说明您拥有较好的舒张压。百岁老人在生命中的大部分时间内普遍拥有这个范围内的舒张压。

9. 体检与寿命

定期体检是很重要的。体检频率依据你的年龄和身体状况而定。通常，40 岁及以上的人需要每年体检一次。完善的检测和预防是长寿和健康的关键。

10. 运动与寿命

一周至少抽时间做三次运动（每次 30min 以上）是很重要的。别忘了平衡有氧运动和力量训练，因为两者都很重要。高负荷的健身和高对抗性的运动，则应尽量避免。

11. 遗传与寿命

研究表明，长寿基因也是会遗传的。如果你的先辈、父亲和母亲在 80 岁后活得很好，这可能意味着你的家族有长寿基因，如果长辈在 90 岁高龄或者更年迈的时候还很健康，那么这一点则更加明显。

另外，还有很多因素可以影响寿命，例如，肥胖、补铁、补钙、吃甜食、吃肉类等饮食习惯；饮酒、吸烟、饮茶、刷牙、排便、睡眠等生活习惯；空气、交通工具等环境特征均在不同程度上影响了寿命。

二、用"寿命计算器"算算你的预期寿命

"寿命计算器"测试体现出健康管理的思路和趋势，提醒人们怎样的生活方式更为健康。其中影响计算结果的变量包括：饮食、作息、心理、出行习惯等（表1-2-3）。

计算方法的基础是：男性的预期寿命设定为86岁，女性为89岁，随着每个问题的回答，数字会相应加减，最后得到答案。

表 1-2-3　寿命计算器

序号	条件判定	增岁	减岁
1	你已婚	（+3 岁）	
2	你和家人之间联系密切，与朋友经常相聚	（+0.25 岁）	
3	如何评估你目前的压力水平	低（+0.75 岁）	高（-3 岁）
4	你善于减压吗	善于（+1 岁）	不善于（-2 岁）
5	每天的睡眠时间	>6h（+1 岁）	3～5h（-1 岁）
6	你接受过多少年的正规教育	>16 年（+0.5 岁）	<8 年（-0.5 岁）
7	你一周工作多少小时	低于 40 个小时（+2 岁）	40 个至 60 个小时（-1 岁）
8	你对人生逐渐走向衰老感到	乐观（+2 岁）	悲观（-1 岁）
9	你居住的地方空气质量	很好（+0.5 岁）	
10	当你在私家车中时，你总是会系好安全带	（+0.75 岁）	
11	你每天喝多少杯含有咖啡因的咖啡	2 杯以下（+0.5 岁）	3 杯以上（-0.5 岁）
12	你每天喝 2～3 杯绿茶	（+0.5 岁）	

续表

序号	条件判定	增岁	减岁
13	你吸烟或暴露在二手烟的环境		（-4 岁）
14	你每天都吸烟		（-0.5 岁）
15	你每天吸多少支烟		10 支（-5 岁）；20 支（-10 岁）；40 支以上（-15 岁）
16	你每天饮用啤酒超过 3 杯，或含酒精的饮品超过 3 杯，或 4 杯白酒		（-7 岁）
17	你每天服用一片阿司匹林	（+2 岁）	
18	阳光下你会涂抹防晒品来保护皮肤吗	会做好防护（+0.5 岁）	很少（-1 岁）
19	你没有从事危险性行为，也不注射违法药物	（+10 岁）	
20	你每天都用牙线洁牙吗	是的（+1 岁）	不是（-1 岁）
21	你一周吃多少次快餐和熟食	从来不吃（+4 岁）	5 次以上（-2 岁）
22	你很少吃烧烤的鱼、家禽或肉类	（+1 岁）	
23	你每天会补充钙	（+0.5 岁）	
24	如果在正餐之间吃零食，通常你会选择干果	（+0.5 岁）	
25	你常吃大量的甜食，如冰激凌、蛋糕、糖果等		（-1 岁）
26	你每天都吃得很多，肥胖		（-5 岁）
27	你不会把铁作为营养素的一部分来补充	（+2 岁）	
28	你一周有多少天能达到至少锻炼 30min	每周七天（+5 岁）；每周三天（+3 岁）	我很少锻炼（-1 岁）
29	你排便不规律		（-0.5 岁）
30	你的总胆固醇水平高于 180mg/dl（5mmol/L）		（-2 岁）
31	你心脏的收缩压是多少	低于 120mmHg（+2 岁）	高于 230mmHg（-5～15 岁）

续表

序号	条件判定	增岁	减岁
32	你心脏的舒张压低于 80mmHg	（+7 岁）	
33	你每年都做血糖检测	（+0.5 岁）	
34	你的心血管病两年前发作过，但后来也没有采取任何措施来预防它再次发作		（-2 岁）
35	你的直系亲属中从来没有患有糖尿病者或心血管病历者	（+2 岁）	
36	直系亲属中有三位或更多的人患有癌症		（-1 岁）
37	你母亲活到 90 岁以上	（+2 岁）	
38	你父亲活到 90 岁以上	（+2 岁）	
39	你的祖父母或曾祖父母中有达到或超过 98 岁高龄的	（+2 岁）	
40	你没有借助任何人工生育手段生育最后一个孩子时是多少岁	35~43 岁（+2 岁）	

计算出你的大致寿命了吗？如果算出的结果不令人满意，也不要灰心丧气，从现在起，改变不良生活习惯，戒烟、戒酒、正确进行身体锻炼、乐观地生活，你的寿命就会延长，生命的钥匙就在你自己手上。

三、运动可以延长寿命

经常参加运动对身体健康是非常重要的。运动可以减少很多疾病导致的死亡，包括高血压、2 型糖尿病、血脂异常、冠心病、脑梗死和癌症等。运动还会使人精力更加充沛，工作效率提高；使人心情舒畅，有利于精神健康；另外，足量的运动还会提高睡眠质量。而对于中老年人来说，运动还会减少骨质疏松，从而减少发生骨折的危险。

世界卫生组织建议成年人每周至少参加 150min 中等强度到剧烈强度的运动。中等强度的运动是指需要适量的努力并明显增加心跳的运动（如快走）；剧烈运动是指需要更大的努力并使呼吸急促和心跳次数大幅增加的运动（如跑步或快速游泳）。

多项研究表明，运动会增加寿命。美国的研究人员综合分析了 6 项前瞻性队列研究的结果（1 项来自瑞典，5 项来自美国），这些研究涉及近 65 万个 20～90 岁的人，调查了生活方式和疾病风险之间的关系，平均调查了 10 年，在此期间有 82465 人死亡。研究人员分析了这些人的运动水平对预期寿命的影响。

与业余时间不活动的人相比，每周运动水平相当于每周快走 75min 运动量的人，可以延长预期寿命 1.8 年；喜欢运动，运动量达到或超过世界卫生组织推荐的每周 150min 快走运动量的人，则可延长预期寿命 3.4～4.5 年。

与 II 度肥胖（BMI 大于 35）且不运动的人相比，体重正常并且每周运动量达到 150min 快走水平的人，预期寿命可以延长 7.2 年。然而，体重正常但不运动的人比 I 度肥胖（BMI 为 30～34.9）并且每周运动量达到 150min 快走水平的人少活 3.1 年。

最好的运动方式是每天运动（包括休闲运动、体育锻炼以及一些职业相关的体力活动），而不是把每周需要的运动量集中在一天完成。

这些研究结果表明，业余时间参加运动即使低于世界卫生组织建议的运动量，与业余时间不运动的人相比，死亡风险也有所降低。另外，适度的运动即使不能减轻体重，也会有很多其他的好处。生命在于运动，运动可以让你活得更健康。

第三章 运动与疾病

慢性疾病是一种不传染的疾病，通常是长期缓慢进展的，也常常是遗传、环境和不良生活方式导致的结果。罹患慢性病是世界范围内主要的死亡原因，近年来，不同年龄段、性别和种族的患病率均在上升。2018 年中国人的健康大数据显示，人群中脂肪肝患者约 1.2 亿人；平均每 10 秒就有一个人罹患癌症；平均每 30 秒就有一个人罹患糖尿病；平均每 30 秒就有一个人死于心脑血管疾病。除此之外，慢性疾病出现年轻化趋势，"70 后""80 后"已经成为癌症等慢性疾病青睐的对象。

在过去十年，平均每年新增慢性病例接近 2 倍，心脏病和恶性肿瘤病例增加了近 1 倍。截至 2018 年，我国慢性病患病率已达 23%，死亡数已占总死亡数的 86%。

在世界范围内，对于慢性病的预防、康复和治疗以及其他日常体力活动和运动的健康益处的研究结果和报告日益增多。体力活动和运动到底如何预防和治疗慢性疾病日益引人关注，体力活动和运动正在以多种方式影响着人类的健康问题。

运动会使人体的生理系统发挥最佳功能。因此，日常的体力活动和运动可作为许多疾病的自然疗法。例如，运动可以通过增加心肌收缩力和氧气输送量，同时减少心肌需氧量来改善心肌功能。运动可以改善并促进整体健康，不会像传统药物那样具有潜在不良反应。

运动能达到预防和治疗慢性病的作用。运动能够对大多数生理系统形成积极的改善效果。因此，运动可以被视为一种药物。研究表明，体能水平的提高与全因死亡率降低有关；仅维持中等水平的心肺适能，老年男性和女性的死亡风险将大大降低。

将体力活动和运动作为慢性病患者医疗管理计划的一部分，可以提高生活质量。儿童和成人进行运动能够增强功能能力和肌肉力量、减轻炎症反应、增加高密度脂蛋白、降低体重。每天的运动预防干预措施可将脑血管疾病（CVD）风险降低 80%，将 2 型糖尿病风险降低 90%，将癌症风险降低 33%，并在某些情况下能够降低全因死亡率。

第一节　运动与肥胖

> **本节要点**
>
> 1. 肥胖的危害
> 2. 肥胖的标准是什么？你离肥胖有多远
> 3. 想准确判定"肥胖"，要关注"体脂百分比"
> 4. 肥胖有哪些类型
> 5. 警惕最具杀伤力的隐性肥胖

一、肥胖的危害

随着生活水平的提高，肥胖已成为影响人类健康的主要危险因素之一。肥胖症是一组常见的代谢症群。当人体进食热量多于消耗热量时，多余热量以脂肪形式储存于体内，其量超过正常生理需要量，且达一定值时遂演变为肥胖症。

肥胖可增加罹患高血压病、糖尿病、血脂紊乱、冠心病、恶性肿瘤等疾病的风险，这些疾病都是人类健康的主要杀手。肥胖带来的八大危害，一起来了解一下。

1. 易患癌症

流行病学调查的结果显示，肥胖妇女更容易患子宫内膜癌和绝经后乳腺癌，肥胖男性则更容易患前列腺癌；而且只要是肥胖者，无论男女均更容易患结肠癌及直肠癌。肥胖的程度越严重，患病率就越高。

2. 导致各种血管疾患

肥胖易导致各种血管疾患。身体肥胖的人除了皮下脂肪堆积过多之外，内脏和遍布全身的血管内脂肪也多，所以容易引起多种血管疾患，特别是对健康和生命危害严重的心脑血管疾患。有关研究资料表明，肥胖者的高血压发病率为正常人的 1.5～3 倍。而且，肥胖度越高，高血压的发病率越高，血压升高也越明显。严重肥胖者的高血压发病率可达 50% 以上。相反，体重减轻，血压也会相应地下降。

3. 易诱发糖尿病

虽然不能说肥胖是引起糖尿病的直接原因，但它对糖尿病的诱发作用却是不可忽视的。研究表明，肥胖程度越重，糖尿病发病率越高。目前在一些经济发达国家中，肥胖引发的疾病，最多的就是糖尿病。成年型糖尿病患者中，约有 1/3 的人属于肥胖体型。几乎所有的肥胖者，空腹血糖都不同程度地有所升高。

4. 易引起运动系统疾患

肥胖者过度增加的体重，对骨骼和关节等运动系统，特别是对脊椎和下肢是一种额外的负担。骨骼、关节等组织长期支撑过重的体重，久而久之，易发生关节炎、肌肉劳损或脊神经根压迫，引起腰腿肩背酸痛，甚至造成关节变形，严重者可影响肢体活动。

5. 导致血脂异常

肥胖者，特别是腹型肥胖者比普通人更容易表现为高胆固醇血症、高甘油三酯血症、低密度脂蛋白和极低密度脂蛋白异常升高，而高密度脂蛋白反而降低。

6. 增加患高血压的概率

肥胖与高血压密切相关。在 40～50 岁的肥胖者中，高血压的发生率要比非肥胖者高 50%。一个中度肥胖的人，发生高血压的机会是体重正常者的 5 倍多，是轻度肥胖者的 2 倍多。

7. 增加心脏负荷

研究表明，肥胖者心绞痛和猝死的发生率较普通人提高了 4 倍。这在一定程度上说明肥胖会增加心脏的负担，造成心脏损害。正常人体的心脏就像一个水泵，不停地收缩和舒张，维持着血液的循环流动。肥胖者由于血液中储存了过多的脂肪，血液总量也相应地增加了很多，心脏就会相应地增加收缩的力量。当心脏不堪重负时，它就无法再有效地泵血，造成血液积聚在心血管系统的状态，严重者甚至出现明显的心功能衰竭。

8. 导致脂肪肝

大约有一半的肥胖者患有脂肪肝。肝脏是合成甘油三酯的场所，然而肝内并没有多少多余空间来储存它。肥胖者体内甘油三酯合成与转运之间失去了平衡，肥胖者的脂肪酸摄入多，所以肝脏合成的甘油三酯也多。大量的甘油三酯堆积在肝脏内，形成了脂肪肝。

二、肥胖的标准是什么

国际上通常用体重指数划分超重和肥胖。

$$BMI = 体重（kg）/ 身高^2（m^2）$$

快快动手计算下！

> **概念窗**
>
> BMI 指数（身体质量指数，简称体质指数或体重指数，英文为 Body Mass Index，BMI）。

保持健康的 BMI 理想值是 $22kg/m^2$。

根据世界卫生组织确定的标准，亚洲人的 BMI 若高于 $22.9kg/m^2$ 便属于过重。我国也提出了适合中国人的 BMI 参考标准（表 1-3-1）。

表 1-3-1 BMI 参考标准

	WHO 标准	亚洲标准	中国标准	相关疾病发病危险性
偏瘦		<18.5		低（但其他疾病危险性增加）
正常	18.5～24.9	18.5～22.9	18.5～23.9	平均水平
超重	≥25	≥23	≥24	
偏胖	25.0～29.9	23～24.9	24～27.9	增加
肥胖	30.0～34.9	25～29.9	≥28	中度增加
重度肥胖	35.0～39.9	≥30	—	严重增加
极重度肥胖		≥40.0		非常严重增加

三、想准确判定"肥胖"，要关注"体脂百分比"

体脂百分比（又称体脂率）是指人体内脂肪重量在人体总体重中所占的比例。一般在健身房或体质监测中心可通过专业的脂肪测量仪进行检测（表 1-3-2）。

男性体脂率 >25%，女性体脂率 >33% 是诊断为肥胖的标准。

表 1-3-2 体脂百分比 单位：%

分类	体脂百分比	
	男性	女性
最低脂肪含量	3.0～5.0	11.0～14.0
运动员	5.0～13.0	12.0～22.0
较理想含量	12.0～18.0	16.0～25.0
潜在危险量	19.0～24.0	26.0～31.0

四、肥胖有哪些类型

按照发生的原因不同，肥胖分为"继发性肥胖"和"原发性肥胖"。

数字看健康

《2012 国民健康报告》是对一年内全国 27 个省市近 10 万人现场体检数据进行分析得来的。参检人群中，男女体重正常率分别为 46.06% 和 56.06%；体重正常的人群中，隐性肥胖检出率为 39.44%，其中男性隐性肥胖检出率为 50.54%，女性为 28.45%。

继发性肥胖：是由于某种疾病引起。此种原因引发的肥胖占比较小，后者更为常见。

原发性肥胖（也称作单纯性肥胖）又可以分为：

1. 体质性肥胖，这与 25 岁以前营养过剩有关，是由脂肪细胞增生所致；

2. 营养性肥胖，这是由于 25 岁以后营养过剩，摄取热量超过机体新陈代谢活动过程所需要的，或由于体力活动过少或因某种原因需长期卧床休息，热量消耗少而引起的。

导致原发性肥胖的原因无非两点，一是吃得多或吃得不合理，二是动得太少，从而使脂肪储存在体内。

五、警惕最具杀伤力的隐性肥胖

体重正常但隐性肥胖暗藏危机，会导致雌激素和炎性因子异常增高，从而诱发心脑血管疾病、糖尿病、癌症（男性前列腺癌和女性乳腺癌、子宫内膜癌）等慢性疾病。

脂肪分布的位置不同，有的堆积在皮下组织，有的堆积在内脏组织。一般来说，女性的皮下脂肪比男性多。皮下脂肪也就是平时我们可触的"游泳圈""拜拜肉"等。

概念窗

隐性肥胖：体重与 BMI 均正常但身体脂肪过量，看上去身材匀称，但肝、胰、胃、肠道等内脏周围和内部已经堆积了不少脂肪组织。

内脏脂肪主要存在于腹腔内，如肝、胰、胃、肠道等器官的周围和内部，它的明显表现是腹部肥胖。相比之下，男性的内脏脂肪更容易存积。一般人外表上可能表现为"大腹便便"，但也可能看不出任何差异，很容易被忽视，所以被称为最危险的脂肪。身材消瘦且平时没有锻炼习惯的女性需要引起注意。

如果单就形态而言，可分为梨形身材和苹果形身材。其中，苹果形身材又称腹部肥胖，脂肪在腹内脏器周围囤积，与心血管疾病密切相关，尤其值得关注。

六、隐性肥胖的判别方法：腰臀比

第一步：用卷尺测出腰围、臀围，计算腰臀比。

方法：笔直站立，轻轻吸气，用卷尺测量肚脐上方腰围与最凸出臀围。

$$腰臀比 = 腰围 ÷ 臀围$$

如果男性腰臀比例在 0.9 以上，女性在 0.8 以上，就很可能是内脏脂肪过剩的高危人群，需要马上进行第二步测试。

第二步：测试腰腹皮下赘肉方法。试着捏肚脐周围，如果能轻松捏起 2 厘米，表示堆积的是皮下脂肪，如果捏不起来，表示很多脂肪堆积在内脏里。

如果想更精确地了解信息，可以到医院进行测量，计算出腹腔内脂肪的面积，如果内脏脂肪面积超过 100 平方厘米，即可诊断为内脏脂肪型肥胖。

七、运动与"肥胖"

肥胖症严重地威胁着人们的健康，各种各样的减肥方法应运而生，然而，通过科学和实践的证明，防治肥胖症的最佳方法还是运动。

　　体育锻炼是体重偏高和肥胖者进行体重控制的重要手段之一，同时也是降低死亡率的有效方式。超重和肥胖已被证实是多种慢性疾病的危险因素。有研究结果显示，经常进行体育锻炼可以显著降低死亡风险，有规律运动习惯的体重偏高者的死亡率低于没有运动习惯的体重正常者。这意味着运动带给我们的效益远多于体重偏高所带来的害处。也就是说，规律的体育锻炼由于其他因素的影响哪怕不能让你减肥成功，也会使你成为一个健康的"胖子"。

第二节　运动与心脑血管疾病

🔍 本节要点

1. 心脑血管疾病及临床表现
2. 常见的几种心脑血管疾病及对健康的危害
3. 心血管疾病及风险的观测指标
4. 运动与心脑血管疾病风险防控
5. 运动与心肺功能

一、心脑血管疾病及临床表现

　　心血管疾病（cardiovascular diseases，CVD）是一系列涉及循环系统的多种疾病的总称。CVD可以分为急性和慢性，一般都与动脉粥样硬化有关。动脉粥样硬化即动脉血管内壁有脂肪、胆固醇等沉积，并伴随着纤维组织的形成与钙化等病变。冠状动脉粥样硬化性心脏病简称冠心病，是一种最常见的 CVD。

"三高症"（高血压、高血糖、高脂血症）常是冠心病、肺源性心脏病等多种 CVD 发生的主要原因，也可归属于 CVD。由于冠状动脉粥样硬化所引起的管腔狭窄或闭塞，在时间长短、程度轻重方面不尽相同，因此可表现为隐匿型冠心病、心绞痛、心肌梗死、缺血性心肌病和心源性猝死等，这些疾病也归于 CVD 范畴。

心脑血管疾病是心脏血管和脑血管的疾病统称，这类疾病是高血压、吸烟饮酒、糖尿病、血脂异常、代谢综合征等导致的，表现为大脑、心脏及全身组织发生缺血性或出血性病变。60 岁以上老年人中 40%～45% 患有高血压的同时还患有高血糖或高血脂。

心脑血管疾病具有"发病率高、致残率高、死亡率高、复发率高，并发症多"即"四高一多"的特点，目前，我国心脑血管疾病患者已经超过 2.7 亿人，每年死于心脑血管疾病者近 300 万人，占我国每年总死亡病例的 51%。

1. 心血管疾病

概念窗

端坐呼吸：患者被迫采取坐位或半卧位以缓解呼吸困难的现象。多坐于床沿或椅子上。

心血管疾病的常见症状有：心悸、气短、端坐呼吸、夜间阵发性呼吸困难、胸骨后的压迫性或紧缩性疼痛、胸闷不适、水肿、发绀、晕厥、咳嗽咯血、虚弱、嗳气、上腹痛、恶心、呕吐；左后背痛、左手臂痛等。

2. 脑血管疾病

可有偏瘫、偏身感觉障碍、偏盲、失语；交叉性瘫痪、交叉性感觉障碍、外眼肌麻痹、眼球震颤、吞咽困难、共济失调、眩晕等；肢体无力、麻木，面部、上下肢感觉障碍；单侧肢体运动不灵活；语言障碍，说话不利索；记忆力下降；看物体突然不清楚；眼球转动不灵活；小便失禁；平衡能力失调，站立不稳；意识障碍；头痛或者恶心呕吐；头晕，耳鸣等。

二、常见的几种心脑血管疾病及对健康的危害

1. 高血压病

血压长期持续在较高水平可导致全身性动脉硬化，血管阻力增加，并会造成对心、脑、肾等重要器官的损害和相关疾病的发生。最常见的如脑卒中、心肌梗死和肾功能衰竭。

2. 冠心病（"冠状动脉粥样硬化性心脏病"的简称）

由于营养心脏最重要的动脉——冠状动脉被粥样硬化性狭窄阻塞，或在此基础上合并痉挛、血栓形成等造成血流受阻，供血不足而引起的心肌缺血性病变。当心脏缺血症状越来越严重时，可发生心绞痛、心肌梗死，甚至死亡。

3. 脑卒中

俗称中风，医学上又称为脑血管意外或急性脑血管疾病，包括脑出血、脑栓死、蛛网膜下腔出血等。脑卒中可造成偏瘫或死亡，是中老年人致死、致残的主要原因。一旦发病，多数难以完全治愈。

4. 高脂血症

高血脂是引起人体动脉粥样硬化性疾病（如冠心病、脑梗死以及周围血管血栓栓塞性疾病）的主要危险因素，因此对人的健康具有很大的危害。

心脑血管病已经成为威胁我国居民健康的头号杀手。导致患上心脑血管疾病的危险因素主要有七种，分别是高血压、吸烟、血脂异常、糖尿病、超重与肥胖、体力活动不足和不合理的膳食。研究发现，只有0.6%

数字看健康

根据2016年我国心血管病报告的最新统计，中国心血管病患病率处于持续上升阶段，推算CVD现患人数2.9亿人，其中脑卒中（又称"脑血管意外"或"中风"）1300万人，冠心病1100万人，心衰450万人，肺心病500万人，风心病200万人。2015年心血管病死亡率居于首位，高于肿瘤及其他疾病。城乡居民疾病死亡构成比中，CVD同样占据首位，分别为42.61%和45.01%，即每5例死亡病例中就有2例死于CVD。

的男性和 2.6% 的女性完全没有上述 7 种危险因素，只有 39.1% 的受试者只存在 1～2 个危险因素。这说明我国大约 2/3 的城镇成年人心血管健康状况较差，存在较高的患心脑血管疾病的风险。

三、运动与心脑血管疾病风险防控

大量研究表明，适当的体育运动可以提高高血压、超重、高胆固醇血症和糖尿病患者的生存率。

体力活动（PA）和心肺耐力（CRF），哪种更有利于改善心血管疾病的风险？心肺耐力水平才是使 CVD 风险改善的主要因素。

心血管疾病患病比例最低的人群，通常是体力活动水平高，心肺耐力水平也高的人。

心肺耐力水平不高、体力活动水平也不高的人群患心血管疾病的风险，是心肺耐力水平不高而体力活动水平很高人群的 50%。

近年来，越来越多的研究发现，心肺耐力水平中等的人群比心肺耐力水平低的人群的死亡率更低，而心肺耐力水平最高的人群，其死亡率比心肺耐力水平中等的人群更低。对于心肺耐力水平最高的人群，即使是有吸烟、高血压或者是血脂偏高，其死亡率仍然比没有这些因素的低心肺耐力水平人群低，在影响死亡率的危险因素中，发现收缩压高、胆固醇血脂异常、吸烟以及心肺耐力

研究证据

Damon L. 等研究证实，虽然有 40% 的糖尿病患者在 9 个月的有氧训练后没有出现心肺耐力的改善，但患者的体重、腰围、糖化血红蛋白（hemoglobinA1C）、收缩压显著降低，METs 明显增加，血糖控制能力提高，均说明其心血管疾病和死亡风险明显降低。

概念窗

体力活动：任何由骨骼肌收缩引起能量消耗的身体运动。包括做家务、走路、参与休闲活动等，根据体力活动分级表可以分为不足、中等和高水平三种体力活动量等级。

心肺耐力：指一个人持续身体活动的能力，主要通过最大摄氧量来评价。

水平低都是影响死亡率的危险因素，而中等或高水平的心肺耐力能有效抑制引起死亡风险增加的其他因素的发展。因此，我们有理由相信，着重提高心肺耐力水平是降低心脑血管疾病风险的有效手段。

四、运动与"心肺功能"

心肺功能是指人体心脏泵血及肺部吸入氧气的能力，而这两种能力又直接影响全身器官及肌肉的活动，所以对于个体而言保持较好的心肺功能非常重要。提高心肺耐力是改善心血管风险的重要方式之一，那么如何提高心肺功能？

你身边一定有这样的人，爬楼梯上6层可能在第4层就需要喘气歇脚，跑完800米上气不接下气，进行低强度的体力活动时心率就飙升到70%的最大心率等，这些都是心肺功能较差的体现。反之，大家熟知的网球巨星德约科维奇和纳达尔，在2012年澳大利亚网球公开赛决赛当中进行了史上耗时最长的大满贯男单争冠战，一场异常激烈的史诗级对抗整整打了5个小时53分钟，可谓超长"马拉松式"的球赛，这种惊人的体力和心肺能力令人钦佩不已。而这一精彩赛事的呈现，凭借的就是运动员背后科学有效的训练计划带给他们的强壮身体。

这些在日常生活的体力活动中和运动能力上表现出来的差异正是由于个体心肺功能的不同造成的。心肺能力越好，则心脏泵血功能越强，每次运输的血量越多；肺部功能好，气体交换的效率高，二者强强联合使血液中所携带的氧气和养分也越多，可以给内脏器官以及肌肉提供足够的能量来保证它们的高效率运转，回血速度越快，使得我们的代谢速度越快，从而代谢废物清除得也越快。而对于心肺耐力较差的人群来说，这些能力都处于较弱的水平，而长期坚持心肺耐力训练可以提升心肺功能。

🔍 **本节要点**

　1. 认识骨骼

　2. 骨健康的测定标准——骨密度

　3. 全身性骨量减少症

　4. 骨关节疾患的危险因素

一、认识骨骼

　　骨骼构成了人体的支架，形成了人体的基本轮廓，它包括全身各骨和骨连结。全身骨可分为中轴骨（躯干骨）和附肢骨（四肢骨），其中中轴骨主要起保护脏器和支持体重等作用。而附肢骨主要作为人体的运动杠杆，参与完成各种复杂的运动。骨与骨之间靠结缔组织相连，形成骨连结，在骨连结中，随着人类一步步进化演变形成了一种高级形式，即关节。我们所说的骨骼健康主要是指骨的健康和关节的健康。

　　活体的骨主要由骨膜、骨质和骨髓以及血管神经等组成。骨膜上分布有成骨细胞和破骨细胞。成骨细胞有产生新骨质的功能，而破骨细胞有破坏原骨质的功能，幼年时期功能非常活跃，这两种细胞直接参与骨的生长发育，而成年时转为相对静止状态，主要发生的是骨重建。

　　有些患者面临全身性骨量减少：骨微细结构改变，骨骼中的密质骨变薄，松质骨更为疏松，使得骨骼的脆性增加，导致骨折的风险增大，严重的则会发展成为骨质疏松症。而长期严重的疼痛是骨关节疾患中最常见的症状，更是导致残疾的主要原因，这使人们不能过上健康的生活，也给患者家庭带来了经济上和精神上的负担，严重影响了人们的生活质量。

二、骨健康的测定标准——骨密度

骨密度是反映骨质状况的生理指标，目前检测骨密度的方法主要有物理学、骨形态计量学和生物化学3种手段，其中仅物理学手段具有无创性的特点。20世纪物理学理论与技术的发展，使骨量的影像学检测技术由定性、半定量向定量、高精度、智能化发展，为骨密度的检测与评定提供了高新技术手段。

骨密度（bone mineral density，BMD）是指矿物质在某一特定纯骨体积内的含量，如单一骨小梁内或皮质骨本身的矿物质密度。骨密度是反映骨量的主要指标，也是决定骨强度的主要因素之一。

骨密度是评定人体骨质状况的重要指标，也是诊断骨质疏松症和预测骨质疏松性骨折的重要依据，同时也是检验骨病治疗效果的重要参数。

骨密度评定主要有标准差评定法和骨量丢失百分率（%）评定法两种。我国参考世界卫生组织标准制定了中国人的骨密度分级标准，分列如下。

1. 标准差评定法

骨量正常：BMD>PBM-1SD

骨量减少：BMD=PBM-1SD~2SD

骨质疏松症：BMD<PBM-2SD（根据诊治的要求分为轻、中两级）

式中PBM为峰值骨量，SD为标准差。

2. 骨量丢失百分率（%）评定法

骨量正常：BMD>PBM-12%PBM

骨量减少：BMD=PBM-13%~24%PBM

骨质疏松症：BMD<PBM-25%PBM（根据诊治的要求分为轻、中两

级，伴有一处或多处骨折为严重骨质疏松症）

三、全身性骨量减少症

在过去，我们往往认为患骨骼疾病的老年人居多，60岁以上的人群患病率为60%～80%，而且女性高于男性，老年女性绝经后，卵巢功能的衰退，雌激素水平的降低，导致骨量加速丢失、骨转换增加等，约有33%的女性出现不同程度的骨质疏松症状。虽然现在很多调查研究表明，患骨骼疾病的年龄大幅度提前，40岁的女性患病率明显增加，在男性中也出现同样的低龄化现象。但高龄始终被认为是患骨质疏松症的主要危险因素，50岁以后骨量丢失速度呈现进行性加快，每年丢失达3%～5%。骨质的慢性流失引起骨脆性增加，并且病变不可逆，因此在年轻时期为骨骼健康投资，为年老准备一个较高的骨量基数显得尤为重要（表1-3-3）。

表 1-3-3　易患全身性骨量减少人群统计

项目	低危险度	中危险度	高危险度
性别与年龄	男50岁以下	40～70岁	更年期女性
静态式工作方式	无	一位	多处骨位
遗传/家族史	无	一位	多处骨位
身高缩短	无	2cm以下	4cm以上
驼背	无	轻度	严重
骨折	无	1次	多次
腿痉挛	无	轻度	重度
每日日光浴	大于2小时	1小时	少或无
每日摄钙量	大于800mg	400～600mg	少于400mg
运动	多	中等	少或无
抽烟	无	少量	多
酒/咖啡/浓茶	少量	中等	多

续表

项目	低危险度	中危险度	高危险度
过早绝经	45 岁以后	以前	35 岁以前
卵巢切除	未切除	部分切除	切除
某种疾病状态	无	轻度	严重

四、骨关节疾患的危险因素

我国自 20 世纪 80 年代以来，由于传染性疾病造成的死亡大大降低，各种慢性疾病成为主要的死因，也可以说，从 20 世纪 80 年代开始，"生活方式"已成为影响人们健康状况的主要因素。饮食结构不合理、运动量不够以及慢性疾病等都是影响骨骼健康的重要原因。

1. 高脂血症

高脂血症不单是心脑血管的"杀手"，对于骨骼健康来说，动脉硬化直接影响到骨骼的供血；血脂异常使血黏度增加，直接影响血红蛋白携氧能力及血液在骨骼中的流速，还可直接影响向骨骼送氧、营养及代谢产物的排出等。因此高脂血症可使骨骼关节代谢状态受到直接的影响。

2. 肥胖症

随着生活水平的不断提高，我国肥胖发生率也逐年上升。肥胖导致骨骼关节损害主要表现在体重超重时，会增加关节负荷，从而导致局部挤压性的关节炎及关节变形；肥胖还易引发如糖尿病等疾病，当糖代谢紊乱时会使人体酸碱失衡，而引发关节炎；肥胖者特殊的饮食控制，往往也会导致严重的骨量丢失，从而引发骨质疏松；肥胖同时肌肉力量不足者，往往还容易发生下肢骨折。

3. 不良的饮食习惯

不良的饮食习惯是很多疾病发生的重要原因。当饮食结构不均衡，摄入过多的动物蛋白时，其代谢产物（尿酸、尿素等）增加，如果肾脏功能不太好，长此以往就可能导致痛风。饮食过于单一易发生骨质疏松，骨折致残的概率增高。如伴有抽烟、喝酒等不良的嗜好更会增加骨骼关节的健康风险。

4. 缺乏运动

骨组织的形态和密度是随着生物力学环境的改变而改变的。运动以及日常生活中的劳动（如扛、提、搬、背、抬等动作）都是对骨的一种外力刺激。如果你长时间处于坐位、卧位，身体会自动识别你不需要那么多的骨量来维持现在的身体状态，因此会在这样一种静坐少动或是由于患病长期卧床休息的状态下悄悄地发生骨量的丢失。反之，如果你进行适当的负荷训练，由于外力作用就会发生良性的骨重建。

五、运动与"骨健康"

运动是影响骨量的主要积极因素，运动方式、运动种类、运动时间等都对骨量产生不同影响。有系列研究指出，运动对骨量的影响主要有机械负荷对骨的直接刺激作用和肌肉收缩对骨骼的拉力、挤压力与剪切力的间接刺激作用，具体可能与下列因素有关。

1. 体育锻炼促进血液循环，促进神经体液调节，利于血钙由向骨内输送破骨细胞转变为输送成骨细胞。

2. 适量运动可以促进肠道中钙的吸收并促进胃肠道蠕动，促进消化功能，提高对营养物质的吸收率，尤其是钙的吸收率。运动还可促进机体受体的应答反应，增加营养及钙的摄入量，促进骨钙化。

3. 运动使全身骨骼肌收缩，对骨的机械刺激增强了受锻炼部位的肌量和肌力，而肌量和肌力是影响骨密度的重要因素。运动中下肢承受身体重量的练习，机械性负重和肌肉张力对维持正常骨结构有重要作用。

4. 运动是促进骨形成的重要因素，机械性应力对骨的成骨细胞是一个重要的刺激，会通过压电刺激使成骨细胞活性增加；运动使生长激素释放增加，也使成骨细胞活性增加，骨形成增多。

5. 运动提高了锻炼者的身体素质，有助于骨骼发育及形成，有助于增加机体的平衡力、关节的灵活性，减少摔跌及骨折的发生。

6.运动对骨密度的影响可能还与日光照射、温差有关。运动时体温升高，着衣单薄是极好的日光浴，使体内维生素 D 含量增高，改善胃肠功能及钙磷代谢，促进了体内钙吸收。另外，运动时气温与体温差别大，这种温差对机体是一种强烈刺激，它通过中枢神经和体液的高度应激效应，使体内激素水平提高，增强成骨细胞的活性。

第四节　运动与认知健康

本节要点

1. 阿尔茨海默病的风险因素

2. 阿尔茨海默病的症状

3. 如何预防阿尔茨海默病

4. 运动是预防阿尔茨海默病最有效的药物

阿尔茨海默病（Alzheimer disease，AD），又叫老年性痴呆，是一种神经变性病，以进行性记忆力减退和获得性知识丧失，直至日常生活活动能力完全丧失为特征，严重影响社交、职业与生活功能，给社会和家庭带来沉重负担，成为严重的社会和医疗卫生问题。阿尔茨海默病是继心血管病、脑血管病和癌症之后，威胁老年人健康的重要疾病之一。

一、阿尔茨海默病的风险因素

2012 年，世界阿尔茨海默病协会总结了其主要的风险因素有以下几个方面。

1. 衰老

衰老是患阿尔茨海默病的重要因素之一，一般情况下，没有基因突变的人在 65 岁前极少得痴呆症。

2. 家族史

直系亲属中如果有患阿尔茨海默病的，那么自己患病概率就会比一般人要高。这可能因为一家人有相似的遗传背景、生活环境和生活方式，很有可能在生活中存在某个共同的暴露因素从而会更易诱发疾病。有这样的情况就要小心了，先确定是否为基因突变问题，再重点关注自己生活方式中的不良习惯。

3. 轻度认知障碍患者

轻度认知障碍患者是指出现了思维功能的下降，家人朋友可以从其日常行为中发现不对劲，但是仍然能够保持正常的日常生活。在一些药物治疗后，可能发生轻度认知障碍的现象，这是可以逆转的；其他的情况中，某些可以逆转，某些会保持，某些会恶化，发展为阿尔茨海默病。所以，如果发生了轻度认知障碍，主要是一些记忆力下降的现象，最好及时就医，可能可以治疗。当然，有些情况下轻度认知障碍只是阿尔茨海默病的一个阶段，需要有经验的医生进行判断。

4. 心血管疾病

越来越多的研究确定脑健康与心脏健康是紧密相连的。脑是人体血管最丰富的器官之一，健康的心脏能够保证有足够的血液泵入脑内，以供给脑需要的氧和营养物质。增加心血管疾病风险的因素往往也会增加阿尔茨海默病的风险，如高血压、高血脂、糖尿病、吸烟、肥胖等。因此预防阿尔茨海默病，控制这些因素很重要。

5. 社交和饮食

研究表明，保持社交和饮食健康对脑健康有益处。尤其对于退休的老年人来说，不需要在工作中用脑了，社交也一下减少了，接受外界刺激太少则难以保持认知功能的正常。有人说打麻将有好处就是出于这个考虑，既有社交也要用脑。同理，下棋、上个有意思的老年大学也有同样的效果。饮食自不必说，老年人暴饮暴食的也少，保证丰富种类的蔬菜、尽量避免烟酒即可。

二、阿尔茨海默病的症状

1. 记忆减退

记忆减退是阿尔茨海默病最主要的症状。患者早期可出现近期记忆障碍，远期记忆保持较好，如不能记忆当天发生的日常琐事，记不得刚做过的事或刚讲过的话，但是对几十年前的某件事情记得特别清楚。病情后期则可影响远期记忆，表现为童年的事记不清楚，以前掌握的外语水平大大下降，甚至连自己的儿女也不认得。

2. 学习能力下降

阿尔茨海默病的患者学习新事物的能力明显减退，对于新事物失去学习的主动性，自然地产生抵触、倦怠，从而影响患者的学习能力。

3. 走失

患者常出现定向力障碍，由于定向力障碍，患者常常不认得家门，导致走失。在房间里找不到自己的床，辨别不清上衣和裤子以及衣服的上下与内外等。到了后期，连最简单的几何图形也画不出来。患者甚至不会使用筷子、调羹等日常用具。

4. 算错账

阿尔茨海默病患者早期出现计算速度明显减退，稍微复杂一点的计算就无法完成。病情发展到一定阶段，会明显出现计算力下降，常弄错物品的价格、算错账、付错钱，最后连简单的加减计算也完成不了。

5. 失语

患者最初表现为说话唠叨重复，听者不知所云。当病情进一步恶化，患者就会出现自说自话，所说内容杂乱无章，或者答非所问。晚期患者出现缄默少语，丧失阅读能力，与人交流沟通的能力下降，无法通过文字获取信息，最后出现完全性失语。

6. 情感障碍

患者发展到一定阶段会出现思维情感障碍，表现出大脑思维混乱，不论大小事情都会纠缠不清，同时出现情感迟钝，对人淡漠，漠然无表情，但有时又会出现如小儿样的欢欣和极度夸张的程度，表现得喜怒无常，有时患者会出现幻听、幻视等。

7. 性格改变

多数患者性格改变表现为原本乐观开朗、和蔼可亲的老人，逐渐变得自私、主观，或急躁易怒、不理智，或焦虑、多疑。还有一部分人表现为性格孤僻。

8. 行为障碍

患者早期表现为以遗忘为主的行为障碍，如好忘事、遗失物品、迷路走失等。中期多表现为与思维判断和个性人格改变相关的行为异常，如不分昼夜，四处游走，吵闹不休，不知冷暖，衣着混乱，不辨秽洁甚至有性欲亢进的倾向。

9. 行动障碍

痴呆晚期患者会出现行动障碍，表现出动作迟缓，走路不稳，偏瘫甚至卧床不起，大小便失禁，不能自主进食等晚期症状。

三、如何预防阿尔茨海默病

1. 坚持睡午觉，睡好晚觉

与不午睡的人相比，午睡的人死于心血管疾病的可能性会降低40%。人体除夜晚外，白天也需要睡眠。在上午9时、中午1时和下午5时，有

3 个睡眠高峰，尤其是中午 1 时的高峰较明显。日间午睡一刻钟左右为宜，最好别超过半小时。如果午睡时间过长，反而会出现醒着却反应迟钝的感觉。

2. 养成睡眠好习惯

适当水平的褪黑素可以帮助防止引发痴呆的老年斑块的形成。而褪黑素只在夜间分泌，所以试着每天晚上约在同一时间去睡觉。睡觉的时候，关掉房间中所有的光源。要确保每晚至少睡 7 个小时。

3. 每周至少吃 1 条鱼

降低阿尔茨海默病的风险，一定要多吃鱼。鱼中的 Omega-3 脂肪酸已经表明可延缓疾病的进展。富含 Omega-3 脂肪酸的鱼类有三文鱼、鳟鱼、沙丁鱼等。你也可以在核桃、鸡蛋和亚麻籽中找到它们。需要注意的是，最好别吃油炸的鱼，高温油会破坏鱼肉含有的 Omega-3 脂肪酸。每周至少吃 1 次非油炸鱼，有助于改善脑部健康，提高记忆力。推荐成人每日摄入鱼虾类 50～100 克。

4. 户外健步走

身体懒得动，大脑更辛苦。参加集体户外散步就能明显降低患抑郁症的风险，并减轻生活压力，提高人们对生活的积极性。有氧运动对心脏健康有好处，有些动作需协调四肢，可以活化大脑，促进思考，提高认知和信息处理的速度。60 岁以上的人，一周 3 天，每次步行 45min 以上，可预防痴呆。从健身角度讲，健步走本身就是一种花钱少、低风险却很方便的有氧运动方式。穿一双轻便运动鞋，每天早晚出门走几圈，双腿稳步前行，双臂摆动起来，心血管系统也会受益。

5. 尝试多聊天，多社交

当几个人在一起闲谈，看似闲聊，其实对体力和脑力都是一种锻炼。聊天是一个动脑过程，老年人与人交流过程也是锻炼反应和语言能力的脑部训练。随着年龄增长，老年人身边不断有人离世，这会影响他们的情绪，而有些老年人离开熟悉的环境与儿女同住，加之老年人对自己的评价往往偏低，容易出现不安全感，因此子女要经常陪父母聊天。积极参加家庭活动、多与朋友相聚、参加俱乐部活动、培养业余爱好等都是预防阿尔茨海默病的好方法。

6. 多晒太阳，多呼吸新鲜空气

大自然能让人平静放松，有助于注意力集中。而晒太阳也能让人心情愉悦，预防维生素 D 缺乏。维生素 D 缺乏会导致痴呆发生率增加。阻碍大家出门的一个原因是城市的雾霾空气，如果遇到清晨雾霾天气，不适宜户外锻炼时，不妨选择在家做瑜伽，或是去健身房进行锻炼。家中也可购买质量可靠的空气净化器，让家中的空气更为清新。

7. 玩游戏，挑战记忆力

脑子越用越聪明的老话是有科学根据的。退休后脑力劳动越少的人，失智发生率就越高。因此，经常做些挑战记忆力的游戏和活动可延缓大脑衰老。这些活动通常包括填字游戏和短的数字游戏。玩游戏不仅是一个有趣的活动，它也可以保持你的大脑敏锐性。视频游戏相比读书会提供更多的心理刺激。去找找需要各种心理过程的游戏，拼图、益智和角色扮演等都是好的视频游戏活动。

8. 勤做家务事

很多人觉得做家务琐碎麻烦。其实，家务做得好，大脑的规划统筹能力也好，把东西收拾还原，也能减缓记忆力衰退，对放松和锻炼大脑都有好处。例如，晒棉被、晾衣服需伸展身体，将油腻碗盘洗净、脏乱房间整理清洁会给人很强的成就感，为大脑带来快感。

9. 多喝果汁，享受咖啡

坚持饮用至少 3 种水果和蔬菜汁可降低 76% 的患阿尔茨海默病风险。科学家们推理：此结果可能来自果汁中的维生素以及多酚抗氧化剂。你可以在果汁、茶和红酒中找到多酚。早晨喝咖啡可以帮助预防阿尔茨海默病。每天喝 3~5 杯咖啡可以降低 65% 的风险。同时，它可延迟阿尔茨海默病发病 2~4 年。

10. 健康的体重指数

阿尔茨海默病的风险增加与较高的体重有相关性。40 岁以上的人一定要保持健康的体重指数。

11. 冥想

只需每天 12min，坚持超过 2 个月，即可改善老年人血液循环。这将有助于提高大脑的血流量。冥想还有其他更多的好处，如降低压力水平、平衡情感和情绪及增进精神和身体交流。

12. 减少糖的水平

一些科学家提到阿尔茨海默病为 3 型糖尿病。胰岛素与脑功能有直接关联，摄入过量的糖可以产生胰岛素抵抗。当脑细胞出现胰岛素抵抗时，老年斑块可能形成并增加，进而导致阿尔茨海默病的发病。

四、运动是预防阿尔茨海默病最有效的药物

在过去的十年里，流行病学研究发现，体育运动、智力活动、社会活动以及健康饮食都有助于降低阿尔茨海默病的患病风险。墨尔本大学老年精神病学研究专家尼古拉·劳滕斯拉格尔（Nicola Lautenschlager）指出，对于轻度认知功能缺损的患者，有规律的运动比目前的阿尔茨海默病药物更有利于减缓大脑的损伤。躯体和大脑是如何关联起来的呢？首先，运动有助于增加脑啡肽酶的活性，这种酶能降解形成阿尔茨海默病特征性斑块的 β-淀粉样蛋白，从而有助于将其清除出脑组织。其次，体育运动同时也开启大脑分泌神经生长因子类化学物质，这些物质有助于神经细胞结构和细胞之间连接的形成。这种过程被认为有助于大脑减轻阿尔茨海默病所致的损伤。

在健身对大脑衰老影响的研究中，澳大利亚研究人员招募了 170 名志愿者，这些志愿者要么怀疑自己的记忆力在恶化，要么存在轻度认知功能损害（MCI），这种情况被认为是阿尔茨海默病的前期表现。在这项试验

中，研究人员为其中一半的志愿者制订了为期 6 个月的体育锻炼计划，或者步行或者进行 50min 的有氧运动，每周 3 次。而作为对照组的另外一半志愿者，则继续他们平时的日常生活。

6 个月后，在阿尔茨海默病评估（ADAS-Cog）中，运动组在认知方面的分值略微有提高。ADAS-Cog 是有关短期记忆、语言及推理测试的一个综合评分系统。而对照组的评估结果是，其认知能力等退化和正常的老化一致。而且，运动组还有持续效应，可以一直持续到试验结束后的 12 个月。

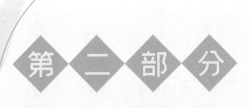

第二部分

你有"运动风险"吗?

——运动风险评估

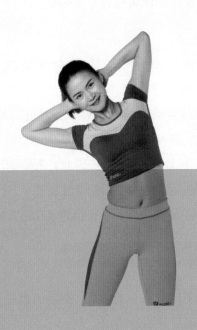

第一章 健康人的"运动风险"

规律的运动可以给人体带来诸多的益处，但不恰当的运动给人们带来的风险也不可小觑，更重要的是较大强度的运动易导致心肌梗死甚至猝死。因此，为了降低这种潜在的恶性事件发生，在参与运动之前，对参与者进行运动前的健康筛查非常必要。

一、运动前的健康筛查

在参与运动之前，应对参与者进行筛查。筛查的因素包括体征、症状和（或）多种心血管、肺部疾病的危险因素以及代谢性疾病和其他状态（如妊娠、运动系统损伤）。因此，要特别注意：

1. 增强运动测试中的安全性；

2. 制订实施一个安全有效的运动处方。

（一）健康筛查的目的

确定个体的医学禁忌证，排除有禁忌证的人群，在这些禁忌状况减少或得到控制后开始运动。

鉴别有一种或多种临床疾病或状况者，推荐参加有医疗监护的运动计划。

探查年龄、症状和（或）危险因素等增加疾病风险的原因，并让此类人群在开始运动前或在增加运动的频率、强度、持续时间前进行医学评估和运动测试。

对可能影响运动测试或计划的其他特殊需要进行鉴别。

（二）健康筛查的过程

1. 自我筛查方法。使用"体力活动前准备问卷（PAR-Q）"或"AHA/ACSM 健康/体适能机构修正的运动前筛查问卷"。

2. 通过有资质的健康/体适能运动医学或健康管理专业人员进行 CVD 危险因素评价或分级。

3. 通过有资质的健康管理专业人才进行医学评价，包括体格检查和运动负荷测试。

（三）体力活动的自我筛查

体力活动的自我筛查是指几乎没有或没有运动或健康/体适能专业人士监督的初始、自我指导的筛查方式。

个体在寻找自己的方式来进行一项体力活动项目时，可能会对这项活动是否适合、是否安全持有疑问。因此在这个过程中，需要一种便于操作的筛查工具。

除此之外，参与者还可以通过"体力活动前准备问卷（PAR-Q）"或"AHA/ACSM 健康/体适能机构修正的运动前筛查问卷"等进行自我筛查。

规律的体力活动可以促进健康并令人愉悦，从而促使越来越多的人参与运动。对于大多数人来说，运动是较为安全的，但是对

> **概念窗**
>
> *体适能*——是 Physical Fitness 的中文翻译，指人体所具备的有充足的精力从事日常工作（学习）而不感疲劳，同时有余力享受康乐休闲活动的乐趣，能够适应突发状况的能力。

有些人来说，在明显增加体力活动之前应该征求医生的意见。

如果你想比现在更积极地参与运动，请从回答下面方框中的 7 个问题开始。如果你的年龄为 15～69 岁，PAR-Q 会告诉你在开始运动前是否需要征求医生的意见。如果你超过了 69 岁，而且你以前不怎么活动，请直

接征求医生的意见。

　　回答问题时最好依据你的一般感觉。请仔细阅读并诚实回答每一个问题：选择"是"或"否"。

是　否

□　□　1. 医生是否告诉过你患有心脏病并且仅能参加医生推荐的体力活动？

□　□　2. 当你进行体力活动时，是否感觉胸痛？

□　□　3. 自上个月以来，你是否在没做体力活动时有胸痛？

□　□　4. 你是否曾因为头晕跌倒或曾失去知觉？

□　□　5. 你是否有因体力活动变化而加重的骨或关节问题（如背部、膝关节或臀部）？

□　□　6. 近来医生是否因为你的血压或心脏问题给你开药（如水丸药物）？

□　□　7. 你是否知道一些你不应进行体力活动的其他原因？

　　如果你的答案：

对一个或更多问题回答"是"

　　在你开始更多体力活动或接受体适能评估以前，给医生打电话或面谈，告诉医生 PAR-Q 问卷的事以及你对哪些问题回答了"是"。

　　◎ 你可能能够做任何你想做的运动，但是要缓慢开始或循序渐进。否则，你只能做那些对你来说是安全的活动。告诉医生你希望参与的活动，听从他（她）的建议。

　　◎ 找出哪些社区运动计划是安全的并对你有帮助。

对全部问题回答"否"

　　如果你对全部问题都诚实地回答了"否"，那么你有理由确信你能参加体力活动。

　　◎ 开始做更多的运动，但是要缓慢开始并循序渐进，这是最安全、最容易的方法。

◎ 参加一次体适能评估，这是确定你的基础体适能的很好方法，并使你能够确定实现活跃生活方式的最佳途径。也强烈建议你测量血压，如果读数超过了 144/94mmHg，那么在你开始比以前更频繁的运动前应该向医生咨询。

↓

下列情况应推迟参加体力活动：

◎ 如果你由于暂时的疾病，如感冒或发热，感觉身体不适，请等到疾病康复后再煅炼。

◎ 你如果是或可能怀孕了，在参加更多的体力活动前请咨询医生。

请注意：如果你的健康状态改变了，使你对上述任何一个问题回答"是"——告知你的运动指导员，询问是否需要调整体力活动计划。全程有任何不适，须及时向医生咨询。

表 2-1-1　体力活动前准备问卷（PAR-Q）

通过如实陈述下列问题来评价你的健康状态	
病史 你曾经有过 ——一次心脏病发作 ——心脏手术 ——心脏导管插入术 ——冠状动脉成形术（PTCA） ——起搏器／可植入心脏的心脏除颤／心律失常	
——心脏瓣膜疾病 ——心脏移植 ——先天性心脏病 症状 ——你做体力活动时有过胸部不适 ——你有过原因不明的呼吸停止 ——你有过头晕眼花、晕倒或眩晕 ——你服用治疗心脏病的药物 其他健康问题 ——你有糖尿病 ——你有哮喘或其他肺部疾病 ——当短距离行走时，你的小腿有发热或抽筋感 ——你有限制你体力活动的肌肉骨骼问题 ——你关心运动的安全性 ——你服用处方药 ——你怀孕了	如果你在这一部分中标记出了任何一个陈述，那么你应该在运动前向医生或其他健康管理者咨询。你可能需要在某个经过认证的医务人员的监护下进行运动健身

续表

心血管危险因素	如果你在这一部分中标记出了两个或更多的陈述，那么你应该在运动前向医生或其他健康管理者咨询。你可能从经过认证的运动专业人士指导你做健身运动中获益
——你是 45 岁以上的男性 ——你是 55 岁以上的女性，做过子宫切除手术或者绝经 ——你吸烟或是 6 个月内戒烟者 ——你的血压超过 140/90mmHg ——你不知道自己的血压情况 ——你服用降压药物 ——你的血清胆固醇水平高于 200mg/dl ——你不知道你的血清胆固醇水平 ——你有一个近亲，他在 55 岁（父亲或兄弟）或 65 岁（妈妈或者姐妹）前发作过一次心脏病或做过心脏手术 ——你不常运动（体力活动水平少于每周至少 3 次、每次 30min） ——你超重 9kg 以上	
——上面所述的一个也没有	你应该能够安全地进行自我指导的运动，而不用向医生或其他健康管理者咨询，也可以在几乎所有能满足你的运动计划所需要的场所进行运动

①来源：体力活动前准备问卷（PAR-Q），经加拿大公共健康部、运动生理协会允许由加拿大公共工作和政府服务部再版，2007.
②经过认证的运动专业人士是指经过正确训练的人，他们接受过理论教育，有实践经验、临床知识、技能和能力。

二、危险分层

　　基于医学检查、体力活动 / 运动、运动测试和内科医生指导所提供的适当建议，将运动参与者分为三个危险类别：低危、中危、高危。将个体划分为这些危险类别的过程称为危险分层（图 2-1-1），危险分层的依据是：

　　◎ 是否存在已知的心血管、肺脏和（或）代谢疾病；

　　◎ 是否存在心血管、肺脏和（或）代谢疾病的症状或体征；

　　◎ 是否存在心血管疾病的危险因素。

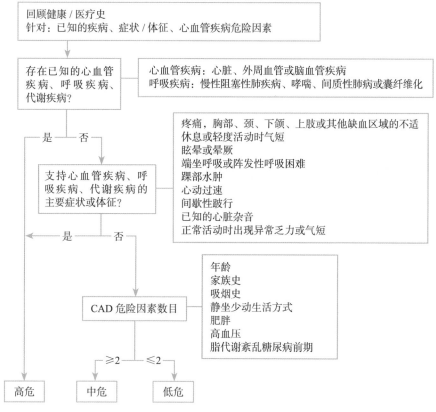

图 2-1-1　危险分层的流程

在健康筛查的过程中，建议进行医学检查、运动测试和医务监督（图 2-1-2）。

中等强度运动：40%～60%VO$_2$R；<6METs，能引起心率和呼吸增加。

较大强度运动：≥60%VO$_2$R；≥6METs，能引起心率和呼吸显著增加。

不必要：反映医学检查、运动测试和运动测试时的医务监督不作为运动前筛查的基本条件。但是，存在危险时或制订 ExR$_X$，需要更多信息时，和／或为患者或有需要的人提供建议时，可以考虑将它们作为运动前筛查的基本条件。

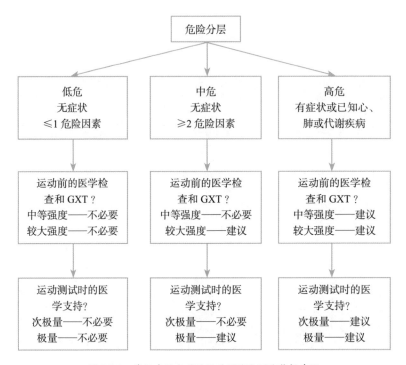

图 2-1-2 基于危险分层的运动测试和测试监督建议

第二章　临床问诊与一般情况评估

一、临床问诊与一般情况评估的意义

1. 进行初步的危险因素和并发症的筛查；
2. 检查运动系统、神经系统及其他影响运动的脏器功能；
3. 了解患者日常活动水平和运动习惯。

二、临床问诊的内容

记录病史，包括心血管病史、并发症及治疗史，以此为基础评价参与者是否适合进行运动。

需要特别关注有可能影响参与者运动表现的疾病，包括特殊的心血管疾病、呼吸系统疾病、骨骼肌肉及神经系统疾病等。

1. 患者的基本信息；
2. 确定的心血管疾病诊断、心血管危险因素和心血管病并发症；
3. 现病史及典型症状，包括心绞痛、气短、心悸以及与运动相关的症状，心功能美国纽约心脏病协会（NYHA）分级，心绞痛加拿大心血管病学会（CCS）分级；
4. 目前服用的药物及剂量；

5.其他与运动相关的呼吸系统疾病史、骨骼肌肉疾病史以及神经系统疾病史；

6.膳食及营养状态；

7.运动史及体力活动情况；

8.精神及心理问题；

9.其他特别需要关注的问题，包括吸烟、饮酒、睡眠情况。

三、一般情况评估

1.一般性检查：测量身高、体重、腰围和臀围、血压、心率以及血常规、尿常规、心肝肾功能及血脂、血糖等血生化检查；

2.静态心肺功能检查：心电图、超声心动图、静态肺功能；

3.营养及饮食的评估：膳食营养调查、营养品服用调查、人体成分检测、基础代谢检测、腰臀比测量等；

4.生活质量及心理量表。

四、体力活动和运动水平评估

可以按照参与运动者的实际情况，参照以下简易的评估标准，评估他（她）当前的运动水平（表 2-2-1）。

表 2-2-1　运动评估标准

活动量水平	活动量
活动量不足者	每天步行不超过 5000 步，或 <30min/ 天，<3 天 / 周
活动量偏少者	每天步行 5000～7500 步，或 30～60min/ 天，3～5 天 / 周
活动量较多者	每天步行 7500～10000 步，或 30～60min/ 天，3～5 天 / 周
活动量较大者	每天步行 10000 步以上，或 ≥60min/ 天，>5 天 / 周

第三章　运动测试前的评定指标

运动测试过程中评定的变量一般包括心率和血压、心电图变化、主观疲劳感以及体征和症状。

一、心率

心率是指心脏每分钟跳动的次数，正常成年人安静时的心率有显著的个体差异，平均为 75 次 / 分（60～100 次 / 分）。

监测心率的简便方式：可以通过摸桡动脉、颈动脉或心跳进行监测，若有条件，通过心率表（带）进行监测更为准确。

心率受年龄、性别和其他生理情况的影响。

◎ 往往新生儿的心率最快，可达 130 次 / 分以上；

◎ 成年人中，女性的心率一般比男性稍快；

◎ 同一个体，在安静或睡眠状态时心率减慢，运动时或情绪激动时心率加快；

◎ 在某些药物或神经体液因素的影响下，会使心率加快或减慢；

◎ 经常进行体力劳动和体育锻炼的人，平时心率较慢。

心率在运动训练中，可以作为反映运动强度的指标。而在安静状态下，心率又可以反映机体的恢复程度。因此，监控晨脉、运动中心率和运动后心率可以有效地掌握自身的身体状况、疲劳程度和训练的情况。

心率指标中的以下指标非常重要。

1. 晨脉

晨脉即基础脉搏，是清晨起床前，清醒状态下，卧位的脉搏数，其特点是较为稳定。如果基础脉搏突然加快或减慢，常常提示身体过度疲劳或有疾病存在，此外还应该特别注意是否有心律不齐的现象，如有则需要进行具体分析。

2. 靶心率

是指通过有氧运动提高心血管系统的机能时有效且安全的心率范围。计算公式为：

$$最大心率 = 207 - 0.7 \times 年龄$$

$$运动强度 = （最大心率 - 安静心率）\times 期望强度\% + 安静心率$$

例如，小明今年 20 岁，安静心率为 70 次 / 分，那么他的靶心率为（207-0.7×20-70）×（60～80）%+70=144～168（次 / 分）。

需要注意的是，对于中老年人或慢性病患者群，靶心率应大致控制在（170 - 年龄）至（180 - 年龄），而一个之前没有运动习惯的人开始准备进行运动锻炼时，则"乘以"0.9 的安全系数更为保险。

总之，学会在运动中自己监测心率，用来控制运动量，它不仅为参加运动的人增加了一份安全保障，也有益于保证运动的健身效果。

二、血压

安静血压测量是运动前评价的一个重要部分。测量结果应该取两次或两次以上正确测量结果的平均值。

血压与心血管疾病危险的关系是连续的、持续性的，并独立于其他的危险因素。对于 40～70 岁的人群，血压在 115/75～185/115mmHg 范围内，收缩压每增加 20mmHg 或舒张压每增加 10mmHg，心血管疾病的危险性就增加 1 倍。过高的血压会有中风危险，而低血压易导致机体供血不良（表 2-3-1）。

表 2-3-1 成人高血压分类和管理

	收缩压（mmHg）	舒张压（mmHg）	行动
正常血压	<130	<85	每年测试一次
边缘地带	130~139	85~95	半年测试一次
高血压			
第一阶段	140~159	90~99	重新检查
第二阶段	160~179	100~109	看病*
第三阶段	180~210	110~120	快去看病
第四阶段	>210	>120	立即看病

*包括重新检查，控制饮食、体重，增加体力活动，减轻压力，可能的话服药。

　　血压分级表提示处于边缘地带的人群，应当改变不良的生活习惯，调整为健康的生活方式以防发展成为心血管疾病。

　　生活方式的调整包括增加体力活动、减体重（BMI 超标时）、优化膳食结构（多吃蔬菜水果，减少饱和脂肪酸和总脂肪的含量）、采取低盐膳食（每日钠摄入量不超过 100mmol 或 2.4g/ 天，不可忽视咸菜、加工食品等中含有的盐分）、适量的酒精摄入等。

三、血糖

　　近 20 年来，2 型糖尿病患者开始逐渐从中老年人向年轻人发展。糖尿病控制最有效的方法之一就是进行体力活动。与正常年轻人相比，糖尿病年轻患者患心血管疾病的长期风险显著增大，因此，多进行体力活动并且关注自身的血糖情况对健康的意义重大（表 2-3-2）。

表 2-3-2 血糖检查范围

糖代谢分类	静脉血浆葡萄糖（mmol/L）	
	空腹血糖	糖负荷后 2h 血糖
正常血糖	<6.1	<7.8
空腹血糖受损（IFG）	≥6.1，<7.0	<7.8
糖耐量异常（IGT）	<7.0	≥7.8，<11.1
糖尿病	≥7.0	≥11.1

*IFG 和 IGT 统称为糖调节受损，也称糖尿病前期。

四、血脂

血浆中所含脂类统称为血脂，血脂和蛋白质结合成脂蛋白。而脂蛋白的基本结构是以不同含量的甘油三酯为核心，周围包围一层磷脂、胆固醇和蛋白质分子。脂蛋白根据密度分为：乳糜微粒（CM）、极低密度脂蛋白（V-LDL）、低密度脂蛋白（LDL）、高密度脂蛋白（HDL）。其中甘油三酯的主要携带者是乳糜微粒和极低密度脂蛋白，胆固醇的主要携带者是低密度脂蛋白和高密度脂蛋白（表 2-3-3）。

表 2-3-3　血脂检查正常范围

检查	范围
总胆固醇（TC）	2.8～5.17mmol/L
甘油三酯（TG）	0.56～1.7mmol/L
胆固醇脂	2.8～5.17mmol/L（110～200mg/dl），占总胆固醇的 0.70～0.75（70%～75%）
高密度脂蛋白	男性：0.96～1.15mmol/L 女性：0.90～1.55mmol/L
低密度脂蛋白	0～3.1mmol/L

美国国家胆固醇教育计划（NCEP）关于诊断、评价和治疗成年高胆固醇血症专家小组第三次报告（ATP Ⅲ）中提到了胆固醇测试和管理的建议（表 2-3-4）。

表 2-3-4　ATP Ⅲ 关于 LDL-C、TC 和 TG 的分类

单位：mg/dl

检查	范围	意义
低密度脂蛋白胆固醇（LDL-C）	＜100	理想水平
	100～129	接近理想水平
	130～159	稍高
	160～189	高
	≥190	很高

续表

检查	范围	意义
总胆固醇（TC）	＜200	正常
	200～239	临界值
	≥240	高
甘油三酯（TG）	＜150	正常
	150～199	稍高
	200～499	高
	≥500	很高

五、肺活量

肺活量是指一次尽力吸气后，再尽力呼出的气体总量。对于45岁以上的吸烟者和有呼吸困难（呼吸短促）、慢性咳嗽、哮鸣音或有较多黏痰者，应通过肺活量测定法进行肺功能测试。肺活量测定法是一种简单易行的、无创性测试。

◎ 肺活量因性别和年龄而异，男性明显高于女性。

◎ 在20岁前，肺活量随着年龄增长而逐渐增大，20岁后增加量就不明显了。

◎ 成年男子的肺活量为3500～4000毫升，成年女子为2500～3000毫升。

◎ 肺活量随年龄的增长而下降，每10年下降9%～27%，但长期坚持体育锻炼的人，其肺活量仍能保持正常。

表 2-3-5　肺活量评分

年龄	性别	1分	2分	3分	4分	5分
20～24 岁	男	2369～2847	2848～3464	3465～3984	3985～4634	>4634
	女	1423～1873	1874～2354	2355～2779	2780～3259	>3259
25～29 岁	男	2326～2849	2850～3459	3460～3969	3970～4624	>4624
	女	1396～1834	1835～2364	2365～2769	2770～3244	>3244

续表

年龄	性别	1分	2分	3分	4分	5分
30~34 岁	男	2240~2749	2750~3344	3345~3874	3875~4544	>4544
	女	1320~1781	1782~2339	2340~2759	2760~3242	>3242
35~39 岁	男	2135~2619	2620~3209	3210~3739	3740~4349	>4349
	女	1295~1734	1735~2249	2250~2674	2675~3159	>3159

除此之外，通过肺活量测试可以获得一些数据，常用的数据包括用力肺活量（FNC）、第 1s 最大呼气量（$FEV_{1.0}$）、$FEV_{1.0}/FVC$ 和呼气量峰值（PEF）。这些检查可用于识别患者是否出现限制性或阻塞性呼吸异常，有时可在出现某些疾病的症状或体征前发现。

表 2-3-6　肺活量测试

A. 肺活量测试的适应证
诊断
评估症状、体征和异常的实验室测试结果
测量疾病对肺功能的影响
筛查有肺部疾病风险的人群
评价手术前的风险
评价预后
参加较大强度体力活动项目前评价健康状态
监测
评价疗效
描述影响肺功能的疾病过程
监测暴露在有害因素下的人群
监测已知有肺脏毒性药物的不良反应

续表

残障/损伤评估
评价康复项目中的患者
评价保险评估中的风险
因法律问题对某个体进行评价

公共健康
流行病学调查
推导参考公式
临床研究

B. 基于支气管扩张后 $FEV_{1.0}$ 值将 COPD 肺活量测试进行严重层度分级的慢性阻塞性肺部疾病全球倡议

阶段 I	轻度	$FEV_{1.0}/FVC < 0.7$ $FEV_{1.0} \geqslant 80\%$ 预测值
阶段 II	中度	$FEV_{1.0}/FVC < 0.7$ $50\% \leqslant FEV_{1.0} < 80\%$ 预测值
阶段 III	重度	$FEV_{1.0}/FVC < 0.7$ $30\% \leqslant FEV_{1.0} < 50\%$ 预测值
阶段 IV	非常严重	$FEV_{1.0}/FVC < 0.7$ $FEV_{1.0} < 30\%$ 预测值，或 $FEV_{1.0} < 50\%$ 预测值＋慢性呼吸衰竭

C. 美国胸科学会、欧洲呼吸病学会的基于 $FEV_{1.0}$ 的肺活量异常严重层度分级

严重度	$FEV_{1.0}\%$ 预测值
轻度	$< LLN$，但 $\geqslant 70$
中度	$60 \sim 69$
中重度	$50 \sim 59$
重度	$35 \sim 49$
非常严重	< 35

第四章　运动心肺功能评估

　　心肺功能评估是通过运动心肺试验（CPET）监测机体在运动状态下的摄氧量（VO_2）、二氧化碳排出量（VCO_2）、心率（HR）、每分钟静息通气量（VE）等指标来评价心肺等脏器对运动的反应。运动心肺功能评估是对静态心脏功能和静态肺功能传统检查的完善。CPET 被认为是评估心肺运动耐力的最佳方式，是心血管疾病康复风险评估的重要手段，是心肺储备功能检测的"金标准"。通过该项测试可以了解心血管患者的运动耐力、运动血压、运动中心电图以及气体代谢等各项指标，为制订合理有效的运动处方、降低运动风险提供依据。在进行心血管风险评估时通常要求参与者进行症状限制性运动负荷试验。

一、运动心肺功能试验的种类和方案

　　目前一般应用的运动心肺试验方法包括以下几种。

1. 哈佛台阶试验

　　测定心肺功能简便易行的测试方法，上下台阶 30 次 /min，持续 5min，负荷后测定第 2、第 3、第 5 分钟前 30 秒的脉搏，将持续运动时间和 3 次心率结果按照公式进行计算（表 2-4-1）。

表 2-4-1　哈佛台阶试验评分

项目	结果				
台阶指数	<55	55～64	65～79	80～90	>90
评价	差	中下	中上	良	优

2. 功率自行车

踏车的功率为瓦特（W），转速用 rpm 表。与平板相比，功率自行车占地小，风险低，利于体重较大、不习惯跑步或下肢不方便的受试者使用。

3. 运动平板

通过调节速度、坡度来改变运动负荷。

临床上，应根据患者的病史、心功能和运动能力选择不同的运动负荷方案，包括低水平、亚极量和症状限制性运动负荷试验（表 2-4-2）。

表 2-4-2　运动平板

运动方案	适用人群
低水平运动试验	适用于急性心肌梗死后 1 周左右患者，运动时限制最大心率<100 次/分，收缩压增加不超过 20mmHg
亚极量运动试验	适用于无症状心肌缺血患者及健康人的冠状动脉血供和心功能评定，目标心率达到最大心率的 85%，即运动中最大心率=195 − 年龄
症状限制性运动试验	通常用于急性心肌梗死后 2 周以上患者。要求患者坚持运动，直到出现运动试验必须终止的症状和体征或心电图 ST 段下降>1 mm（或在运动前 ST 段的原有基础上下降>1mm），或血压下降或过高，运动中血压下降是最危险的信号，常提示左主干或对等病变

二、运动心肺功能试验的应用

运动对于心血管疾病及与心血管疾病相伴的危险因素和并发症具有良好效果，因此很多经常参加体育锻炼的人在疾病的不同阶段，通过运动心肺试验进行阶段性心肺功能评价，以此作为制订后期处方的依据。

　　另外，运动心肺试验可以帮助医生更好地预测和诊断心律失常、隐匿型冠心病等，同时对患者自身情况、运动能力做出合理评估，并根据运动过程中血压、心电图等功能指标变化判断心血管系统对运动的反应，规避运动中的风险，为制订运动处方提供依据。

　　运动心肺试验目前广泛应用于：①冠心病患者胸痛症状或类症状的鉴别诊断；②评估冠心病结构与功能的严重性；③心血管事件和全因死亡的预测；④运动耐力的评估；⑤运动相关状态的评估；⑥分析评价心率变异性、心律失常以及心脏植入器械治疗的反应；⑦治疗效果的评价。

三、运动心肺功能试验的适应证和禁忌证

（一）适应证

　　1. 稳定型心绞痛。

　　2. 无症状性心肌缺血。

　　3. 急性心肌梗死 PCI 术后。

　　4. 陈旧性心肌梗死。

　　5. 冠状动脉搭桥术后。

　　6. 心脏瓣膜置换术后。

　　7. 慢性心力衰竭。

　　8. 外周血管病出现间歇性跛行。

　　9. 有冠心病危险因素，如血脂异常、高血压、糖尿病、肥胖、吸烟等。

（二）禁忌证

　　绝对禁忌证：

　　1. 近期安静心电图显示有严重心肌缺血、近期心肌梗死（2 天内）或其他急性心脏事件。

　　2. 高血压未得到控制或波动较大。

3. 不稳定型心绞痛。

4. 可引起或血流动力学改变的未控制的心律失常。

5. 严重的有症状的心力衰竭。

6. 急性心肌炎或心包炎。

7. 怀疑或已知动脉瘤破裂。

8. 急性全身感染，伴发热、全身疼痛或淋巴结肿大。

相对禁忌证：

1. 冠状动脉左主干狭窄。

2. 中度狭窄性心脏瓣膜病。

3. 电解质紊乱（如低钾血症、低镁血症）。

4. 严重高血压（如收缩压＞200mmHg 或舒张压＞110mmHg）。

5. 心动过速或心动过缓。

6. 肥厚型心肌病或其他形式的流出道狭窄。

7. 运动中加重的神经肌肉、骨骼肌肉疾病或风湿性疾病。

8. 重度房室传导阻滞。

9. 室壁瘤。

10. 未控制的代谢性疾病（如糖尿病、甲状腺功能）。

11. 慢性感染性疾病（如艾滋病、病毒性肝炎）。

12. 精神或躯体障碍导致的运动能力显著下降。

四、临床检测指标——主观感觉和症状

主观运动强度（RPE）量表见表 2-4-3。

表 2-4-3　主观运动强度（RPE）量表

RPE	主观运动感觉特征	强度 /%	体力 /%	相应心率 /（次 / 分）
6	非常轻松	0		
7		7.1	40	70

续表

RPE	主观运动感觉特征	强度 /%	体力 /%	相应心率 /（次 / 分）
8	很轻松	14.3		
9		21.4	50	90
10	轻松	28.6		
11		35.7	60	110
12	稍费力	42.9		
13		50.0	70	130
14	费力	64.3	57.2	
15			80	150
16	很费力	78.6	71.5	
17			90	170
18	非常费力	100.0	85.8	
19			100	190
20				200

第五章 健康体适能评估

一、身体成分

人体身体成分测试能够同时显示人体各项成分的质量（kg）和相应的标准值，从而帮助受试者了解身体成分是否达到平衡，以及与标准值的差距等。身体成分的不均衡将会导致肥胖、营养不良、骨质疏松、浮肿等问题，使人体健康亮起红灯。我们通常使用身体成分测试仪来对身体成分进行测试。

（一）身体成分的诊断指标

1.身体质量指数

利用身高和体重推算肥胖度的体格指数，数值为 $23kg/m^2$ 以上时，属于外观型肥胖。但身高较矮或肌肉量多的人，虽然脂肪不超标，仍有可能被误判为体重超标或肥胖。所以即使外观肥胖也应该通过身体成分分析，测算脂肪和肌肉的比例，判断是否真正肥胖。

2.体内脂肪率

通过身体成分分析，测算出体内脂肪量所占体重的比例，以成人为标准，标准值：男性为 12%～20%，女性为 20%～28%。超出数值范围则被视为脂肪性肥胖。

3. 腰臀比

指腰围（髂嵴之上）除以臀围，是评价身体脂肪分布，并确定个体具有较多腹腔内脂肪简单常用的方法。健康风险随腰臀比增加而增长，且因年龄和性别而不同。对于 60～69 岁的人群，男性腰臀比大于 1.03 及女性腰臀比大于 0.9 时具有极高的健康风险。

表 2-5-1　不同性别腰围的危险水平　　　　　　　单位：cm

危险分层	女性	男性
极低	<70	<80
低	70～89	80～99
高	90～109	100～119
极高	>110	>120

4. 内脏脂肪面积

内脏脂肪是指腹腔内的内脏脂肪，当内脏脂肪过度堆积，断面面积超过 100cm² 时，则被视为内脏脂肪型肥胖，这种状态容易引发慢性疾病并发症。

（二）身体成分测试的综合评价

1. 体形分区

根据脂肪分布情况，人的体形可以大致分为三种，即苹果形、梨形和正常。

2. 体重管理

根据测量所得脂肪和肌肉的含量，结合参考标准值，给出达到标准体重所需要的体重调节量，包括肌肉和脂肪的调节量。

3. 热量调节

基础代谢率与肌肉量成正比，基础代谢率越高，则越不易肥胖。一日必需热量为保持目前的体重所需的热量。一日建议热量为减轻体重时所需要的一日摄取热量，肥胖程度不同所需热量也不尽相同。

4. 综合评价指数

以身体成分测试的各项结果为基础，对健康状态做出评价。这一结果虽不是绝对的评价指标，但是对受试者身体健康现状的综合反映，有利于受试者正确认识自己的身体状况。

二、心肺耐力

心肺耐力是健康相关体能的重要组成部分，它与大肌肉群参与的中等到较大强度的长时间运动能力相关，是在进行持续的体力活动时机体所表现出来的循环、呼吸以及骨骼肌系统的供氧能力。一般以代谢当量（METs）或最大摄氧量（VO_{2MAX}）作为其评定指标。

最大摄氧量是心肺耐力的标准测量指标，是指人体在进行有大量肌肉群参与的长时间剧烈运动中，当心肺功能和肌肉利用氧的能力达到个人的极限水平时，单位时间内消耗氧气的量。当每千克体重从事 1min 活动，消耗 3.5ml 的氧气，这样的运动强度为 1MET。1MET 的活动强度只比健康成年人的基础代谢稍高一些，相当于健康成年人安静坐着时的代谢水平。

三、肌肉力量和肌肉耐力

肌肉力量和肌肉耐力是健康相关体适能的组成部分，美国运动医学学会（ACSM）将肌肉力量、肌肉耐力和做功能力统称为 "肌肉适能"。

肌肉力量指的是某块特殊肌肉或肌群所能承受的外力，力量可以是静态的（某一关节或某一组关节无明显肌肉活动）或动态的（外部负荷或身体某一部分运动使肌肉长度改变）。静态或者等长力量可以很方便地用多种设备进行测量，包括电子拉力计和握力计。但是静态力量测试是针对相关肌群和关节角度的，通常以最大随意收缩值（MVC）表示峰值肌肉力量。而对于动态力量，通常以 1 次最大重复次数（1-RM）作为评价标准，即在正确姿势和一定规则下全关节活动范围内所能完成的最大阻力值。此外，多次最大重复次数，如 4-RM 或 8-RM 也可作为肌肉力量的评价方法。

肌肉耐力是某肌肉群在一定时间内完成重复收缩至肌肉充分疲劳的能力，或保持 1-RM 特定百分比的持续时间。如果测量在一定阻力下总的重复次数，其结果表示绝对肌肉耐力；如果在实验前后分别测量 1-RM 的特定百分比（例如，70%）的重复次数，其结果表示相对肌肉耐力。我们最常用的测试为仰卧起坐和俯卧撑，可以分别用来评价腹部肌群和上半身肌群的肌肉耐力。

（一）最大力量（1-RM）的评估

对于需要康复的心血管病患者，如何选择合适的运动负荷非常重要。力量训练所要完成的负荷重量即运动强度。强度是训练计划的核心。训练强度用占最大力量（1-RM）的百分比表示。最大力量须在制订训练计划之前的测试中评定。1-RM 表示人体仅能完成一次的负荷重量，受试者只能抵抗该阻力一次就会感到疲劳。对于青少年、小孩、老人、高血压或冠心病患者，1-RM 测试有较高的危险性，因此临床常使用低限阻力测试的值 10-RM 预测最大负荷量。

10-RM 腿部推举测试可采用弹力带实施，让受试者采用坐姿，选择合适长度的弹力带，先选择负荷较小的，一端固定在凳子上，另一端固定在踝关节附近，平顺地将脚踢直，应避免受试者使用将膝盖卡死在过伸位置的方式抵抗阻力，再请受试者缓慢且平顺地把脚弯曲，重复动作。如果受试者可轻松完成 10 次，则休息 2min 后，换负荷大一级别的弹力带，直至找出受试者可完成 10 次动作的颜色的弹力带，换算出 1-RM 值，以此为基准。

一般未经训练者，10-RM 约为 1-RM 重量的 68%，受过运动训练后，

10-RM 则为 1-RM 重量的 79%;下面为推算 1-RM 的计算公式:

未受训练者:1-RM=1.554×10－RM 重量－5.18l

受训练者:1-RM=1.172×10－RM 重量+7.704

X-RM 测试由 1-RM 测试演变而来。X-RM 表示人体尽最大努力,在动作标准的情况下仅能完成 X 次的负荷重量。因强度较小、安全性相对较高,常用于心血管疾病患者,X 为 10～15 次(表 2-5-2)。

表 2-5-2 多重度次数测试 X-RM 与 1-RM 的关系

X-RM	%1-RM
1-RM	100%1-RM
2-RM	90%1-RM
3-RM	80%1-RM
4-RM	70%1-RM
5-RM	60%1-RM

(二)握力评估

通过测量握力的大小,评估手臂的肌肉力量。受试者面对仪器站立,两脚自然分开,呈直立姿势,选择有力的手握住并施力于手柄,快速全力发力。受试者发力至最大点后,主机显示测试成绩,测试结束(表 2-5-3)。

注意在测试中保持手臂自然下垂姿势,手心向内,不能触及衣服和身体。可进行评分。

表 2-5-3 成年人握力评分

年龄	性别	1分	2分	3分	4分	5分
20～24 岁	男	29.6～36.9	37.0～43.5	43.6～49.2	49.3～56.3	>56.3
	女	18.6～21.1	21.2～25.7	25.8～29.8	29.9～35.0	>35.0
25～29 岁	男	32.6～38.3	38.4～44.8	44.9～50.4	50.5～57.6	>57.6
	女	19.2～21.7	21.8～26.1	26.2～30.1	30.2～35.3	>35.3

续表

年龄	性别	1分	2分	3分	4分	5分
30～34 岁	男	32.2～38.0	38.1～44.9	45.0～50.6	50.7～57.6	>57.6
	女	19.8～22.3	22.4～26.9	27.0～30.9	31.0～36.1	>36.1
35～39 岁	男	31.3～37.2	37.3～44.4	44.5～50.2	50.3～57.7	>57.7
	女	19.6～22.3	22.4～27.0	27.1～31.2	31.3～36.4	>36.4
40～44 岁	男	30.0～36.4	36.5～43.4	43.5～49.5	49.6～56.7	>56.7
	女	19.1～22.0	22.1～26.9	27.0～31.0	31.1～36.5	>36.5
45～49 岁	男	29.2～35.4	35.5～42.4	42.5～48.5	48.6～55.4	>55.4
	女	18.1～21.2	21.3～26.0	26.1～30.3	30.4～35.7	>35.7
50～54 岁	男	27.2～32.7	32.8～40.3	40.4～46.3	46.4～53.2	>53.2
	女	17.1～20.1	20.2～24.8	24.9～28.9	29.0～34.2	>34.2
55～59 岁	男	25.9～31.4	31.5～38.5	38.6～43.9	44.0～50.7	>50.7
	女	16.3～19.2	19.3～23.5	23.6～27.6	27.7～32.7	>32.7

（三）俯卧撑评估肌力

俯卧撑用于评价上肢、胸部、腰腹部的肌肉力量。测试时，测试者双手支撑身体，双臂垂直于地面，两腿向身体后方伸展，依靠双手和双脚的脚尖保持平衡，保持头、脖子、后背、臀部以及双腿在一条直线上，听到"开始"后平起平落，仪器自动记录次数，测试结束后数据自动保存（表2-5-4）。

表 2-5-4 20～39岁成年人俯卧撑评分

年龄	性别	1分	2分	3分	4分	5分
20～24 岁	男	7～12	13～19	20～27	28～40	>40
25～29 岁	男	5～10	11～17	18～24	25～35	>35
30～34 岁	男	4～10	11～15	16～22	23～30	>30
35～39 岁	男	3～6	7～11	12～19	20～27	>27

（四）仰卧起坐评估肌力

1min 仰卧起坐的次数，可反映人体的腹部肌群力量。

受试者将测试带系于腹部，全身仰卧于垫上，两腿稍分开，屈膝呈 90° 左右，两手指交叉贴于脑后。另一同伴压住其踝关节，以便固定下肢。测试人员目测受试者完成上述动作要领后，开始测试。受试者动作应规范至 90° 方为有效。测试时间 1min，计时停止，测试完毕（表 2-5-5）。注意：受试者动作应规范至 90°，否则不计成绩。

表 2-5-5　20～39 岁成年人仰卧起坐评分

年龄	性别	1分	2分	3分	4分	5分
20～24 岁	女	1～5	6～15	16～25	26～36	>36
25～29 岁	女	1～3	4～11	12～20	21～30	>30
30～34 岁	女	1～3	4～10	11～19	20～28	>28
35～39 岁	女	1～2	3～6	7～14	15～23	>23

四、柔韧性

柔韧性是活动某一关节使其达到最大关节活动度（ROM）的能力。它与关节韧带、肌腱、肌肉、皮肤和其他组织的弹性和伸展能力相关。柔韧性是关节的特性，因此没有单一的柔韧性测试可以评价全身的柔韧性。

在一般的体质测试当中，我们常用坐位体前屈来反映个体的柔韧素质。进行柔韧性锻炼可以扩大关节活动范围，有利于提高身体的灵活性和协调性，在遇到运动突发事件时可以有效避免或减轻伤害。在运动前后的拉伸练习可以使肌肉放松，防止肌肉痉挛，减轻肌肉疲劳感，缓解肌肉延迟性酸痛等。

不同年龄人群采用坐位体前屈测试（cm）显示的躯干柔韧性适能分类见表 2-5-6。

表 2-5-6　柔韧性评价　　　　　　　　　　　　　单位：cm

分类	20~29岁		30~39岁		40~49岁		50~59岁		60~69岁	
性别	男	女	男	女	男	女	男	女	男	女
优秀	40	41	38	41	35	38	35	39	33	35
很好	39	40	37	40	34	37	34	38	32	34
	34	37	33	36	29	34	28	33	25	31
好	33	36	32	35	28	33	27	32	24	30
	30	33	28	32	24	30	24	30	20	27
一般	29	32	27	31	23	29	23	29	19	26
	25	28	23	27	18	25	16	25	15	23
需改进	24	27	22	26	17	24	15	24	14	22

注：表中正常值基于测试标准零点设在 26cm 处，如果零点在 23cm 处，所得数要减去 3cm。

常用的柔韧性评估方法包括：评估下肢、下背部柔韧性的坐椅式前伸试验，评估肩关节柔韧性的抓背试验，评估躯干核心肌群柔韧性的改良的转体试验等。

1. 坐椅前伸试验（坐位体前屈）

坐椅前伸试验中，受试者须坐在一个靠背笔直且座椅高度约 43cm 的椅子上完成试验。将一把至少 45.7cm 长的标尺放在受试者大拇趾的中间，让受试者沿着尺子前伸并记下距离。

2. 抓背试验

开始让受试者站立，后背挺直。让受试者将右手绕过右肩放在背部，掌面朝向背部。再让受试者将左手放在下背部，掌面背离背部。受试者双手应该尽可能沿着脊柱向两个方向伸展，并试图使双手的手指能够接触或者超过彼此。这个动作必须保持 2 秒以上才算一次有意义的伸展。受试者须进行 2 次预试验之后再进行 2 次正式的试验。换左侧并交换手的位置重复上述试验。用标尺记录下所能达到的距离。如果双手手指不能接触记作负数，当双手手指超过了彼此记正数。取最好成绩。

3. 改良转体试验

让受试者站立，肩膀垂直墙面。受试者应该垂直于用胶带做的直线站立，脚尖刚刚触到直线，受试者肩膀高度水平放置一把标尺。受试者的脚尖应该与标出的 30cm 位置在一条重力线上；让受试者向后旋转身体，并尽可能地沿着标尺向前伸展；通过测量受试者中指关节尽可能伸到的距离来评估其表现。这个距离是与标尺 30cm 位置的相对距离。受试者应该进行 3 次试验，取最好结果分析。

五、协调性

1. 指鼻试验

站立位，让受试者肩外展 90°，肘伸直，然后用食指指尖指自己的鼻尖。

2. 跟 - 膝 - 胫试验

受试者仰卧，让其用一侧的足跟点触另一侧下肢的膝盖，然后沿胫骨前缘向下滑动。

3. 轮替试验

受试者屈肘 90°，双手张开，一手向上一手向下，交替变换并逐渐加快。

4. 协调性评分标准

各试验分别评分并记录。如有异常，提示协调功能障碍（表 2-5-7）。

表 2-5-7 协调性评分标准

分数	评价
5 分	正常
4 分	轻度障碍，能完成，但速度和熟练程度比正常稍差
3 分	中度障碍，能完成，但协调缺陷明显，动作慢，不稳定
2 分	重度障碍，只能开始动作而不能完成
1 分	不能开始动作

六、平衡能力评估

人体平衡能力测评方法主要包括观察法、量表法、试验法。观察法主要包括闭目直立检查法、强化 Romberg 法、单腿直立检查法、过指试验。

试验测评法包括静态、动态、综合测评法。人体静态平衡能力测评方法主要包括闭眼单脚站测试，如闭眼单脚站立呈鹰姿、踏木测试等。评价中均是某动作的持续时间越长，静态平衡能力越好。

人体动态平衡能力的评价方法主要包括功能性前伸试验、平衡木测试、闭眼原地踏步测试、8 点星形偏移平衡测试、稳定极限测试、垂直 X 写试、Wolfson 姿势性应力试验、巴宾斯基—魏尔二氏试验、视觉反馈姿势描记、动态平衡测试系统等。

1. 闭眼单脚站立

通过测量人体在没有任何可视参照物的情况下，仅依靠大脑前庭器官的平衡感受器和全身肌肉的协调运动来维持身体重心在单脚支撑面上的时间，以反映平衡能力的强弱（表 2-5-8）。

测试时，受试者自然站立，当听到"请站好，请抬起一只脚"口令后，抬起任意一只脚，使脚抬离地面 15～20cm，双腿略分开，不能相碰，并保持双手自然下垂于身体两侧，仪器开始自动计时。当受试者支撑脚移动或抬起脚着地时，仪器计时自动结束，自动进入第二次测试。测试两次，取最好成绩，记录以秒为单位。一般认为 60s 以上为良好，30～60s 为一般，30s 以下为差。

表 2-5-8　成年人闭眼单脚站立评分　　　　　　　　单位：s

年龄	性别	1分	2分	3分	4分	5分
20～24岁	男	3～5	6～17	18～41	42～98	＞98
	女	3～5	6～15	16～33	34～90	＞90
25～29岁	男	3～5	5～14	15～35	36～85	＞85
	女	3～5	6～14	15～32	33～84	＞84

续表

年龄	性别	1分	2分	3分	4分	5分
30～34岁	男	3～4	5～12	13～29	30～74	>74
	女	3～4	5～12	13～28	29～72	>72
35～39岁	男	3	4～11	12～27	28～69	>69
	女	3	4～9	10～23	24～62	>62
40～44岁	男	3	4～9	10～21	22～54	>54
	女	3	4～7	8～18	19～45	>45
45～49岁	男	3	4～8	9～19	20～48	>48
	女	2	3～6	7～15	16～39	>39
50～54岁	男	3～4	5～7	8～16	17～39	>39
	女	2	3～5	6～13	14～33	>33
55～59岁	男	2	3～6	7～13	14～33	>33
	女	2	3～5	6～10	11～26	>26

2. 功能性前伸试验

测试者站立时尽量向前伸展手臂，记录躯体保持平衡时手臂向前可伸达的最远距离。

测试者双脚穿平底鞋，靠墙边站立，墙上与肩同高处放置一个带有刻度的标尺。首先，保持身体矢状面与墙面平行站立，内侧缘相距10cm，手臂前平举，记下指尖的标尺位置（O），其次，要求测试者体前屈，并尽量向前伸手臂，当达到平衡临界点时，检查者记下指尖对应的标尺位置（A），OA的水平距离即是向前伸的最远距离。同样的站立姿势，手臂后平举、体背伸，获得向后伸的最远距离。最后，保持身体矢状面与墙面垂直站立，手臂向左侧平举、右侧平举、体侧屈获得向左、右伸展的最远距离。前、后、左、右四个方向的测试均进行3次，取平均值作为某一方向上伸展的最远距离。评价动态平衡能力时，以获得的前、后、左、右4个方向上伸展的最远距离的平均值作为分析参数，平均值越大平衡能力越好。

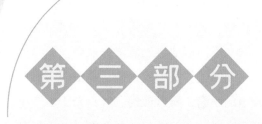

第三部分

运动健身"治未病"

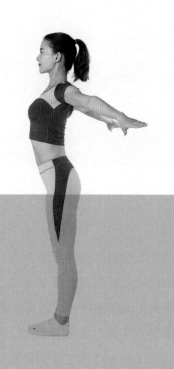

魏文王问名医扁鹊："你们家兄弟三人，都精于医术，到底哪一位最好呢？"扁鹊答说："长兄最好，中兄次之，我最差。"文王再问："那么为什么你最出名呢？"扁鹊答说："我长兄治病，是治病于病情发作之前。由于一般人不知道他事先能铲除病因，所以他的名气无法传出去，只有我们家的人才知道。我中兄治病，是治病于病情初起之时。一般人认为他只能治轻微的小病，所以他的名气只及于本乡里。而我扁鹊治病，是治病于病情严重之时。一般人都看到我在经脉上针刺放血、在皮肤上敷药，所以认为我的医术高明，名气因此响遍全国。"文王说："你说得好极了。"

"上医治未病"是中医历来推崇的思想，它强调预防疾病的重要性。面对现代五花八门的疾病，以及发病年龄越来越低、亚健康人越来越多的状况，人们提及体育健身的频率越来越高，不可否认的是，合理科学的运动健身确实可称为能预防疾病的"上医"。

第一章 "治未病"运动处方

在了解自己的健康风险后，就要有针对性地制订自己的运动处方了，什么是运动处方呢？简单来说，运动处方类似医生给患者开的药物处方，是根据个人的年龄、性别及身体基本状况，结合主、客观条件，用处方的形式制订的运动指导建议书，包括运动方式或内容、运动强度、运动时间、运动频率以及注意事项等。实践证明按照运动处方进行科学锻炼，能够有效地达到健身和康复治疗的目的。

在设计运动计划时，要考虑体育锻炼的目标、体适能的基础、健康状况、日程安排，以及可以使用的器材、场地。

与健康相关的体适能包括心血管（有氧）适能、肌肉力量、肌肉耐力、柔韧性和身体成分。同时也推荐进行可以提高神经肌肉适能的运动，如提高平衡性和灵活性的运动，尤其是对于老年人和几乎丧失体适能的人。

因此，对于大多数成年人，一份以保持和提高健康水平为目的的运动计划必须包括：有氧运动、抗阻运动（力量练习）、柔韧性练习和神经动作练习。

一、运动健身活动的基本内容

一次完整的运动健身活动至少应包括热身、基本活动、放松活动（表 3-1-1）。

表 3-1-1 运动健身内容

活动构成	主要活动内容	活动时间 / min
热身	慢跑、全身关节活动、牵拉练习	5～10
基本活动	有氧运动和肌肉耐力活动和 / 或相关活动（如力量练习、球类活动、中国传统健身方式等相关运动）；也可以在日常活动中以 10min 为一组，每天累计进行 20～60min 的日常运动	20～60
放松活动	行走、慢跑、牵拉练习	5～10

另外，在热身和整理活动之后进行至少 10min 的拉伸活动。

（一）各年龄段人群体育锻炼的建议

世界卫生组织在《关于身体活动有益健康的全球建议》中，对各年龄段的人群提出了体育锻炼的建议（表 3-1-2）。

表 3-1-2 关于身体活动有益健康的全球建议

年龄组		关于身体活动的建议
5~17 岁	1	应每天累计至少 60min 中等到高强度身体活动
	2	大于 60min 的身体活动可以提供更多的健康效益
	3	大多数日常身体活动应该是有氧活动。同时，每周至少应进行 3 次高强度身体活动，包括强壮肌肉和骨骼的活动等
18~64 岁	1	应每周至少完成 150min 中等强度有氧身体活动，或每周累计至少 75min 高强度有氧身体活动，或中等和高强度两种活动相当量的组合
	2	有氧活动应该每次至少持续 10min
	3	为获得更多的健康效益，成人应增加有氧活动量，达到每周 300min 中等强度或每周 150min 高强度有氧活动，或中等和高强度两种活动相当量的组合
	4	每周至少应有 2 天进行大肌群参与的增强肌肉力量的活动
>64 岁	1	老年人应每周完成至少 150min 中等强度有氧身体活动，或每周至少 75min 高强度有氧身体活动，或中等和高强度两种活动相当量的组合
	2	有氧活动应该每次至少持续 10min
	3	为获得更多的健康效益，该年龄段的成人应增加有氧活动量，达到每周 300min 中等强度或每周 150min 高强度有氧活动，或中等和高强度两种活动相当量的组合
	4	活动能力较差的老年人每周至少应有 3 天进行增强平衡能力和预防跌倒的活动
	5	每周至少应有 2 天进行大肌群参与的增强肌肉力量的活动
	6	由于健康原因不能完成所建议身体活动量的老年人，应在能力和条件允许范围内尽量多活动

（二）运动处方的基本注意事项

1. 运动前进行健康检查和评估程序。

2. 以低强度到中等强度开始实施运动计划。

3.循序渐进地增加运动的数量和质量。

4.注意安全，避免危险环境和危险动作，特殊身体状况下要遵循医嘱。

5.执行运动方案的时候，也应注意与膳食营养相结合。

运动处方的必备内容

运动处方的 FITT-VP 原则为人们提供了个性化的训练计划，包括运动的频率（F）、强度（I）、时间（I）、方式或模式（T）以及量（V）和进度（P）运动目标，以及锻炼注意事项。

二、运动内容或方式

运动健身的项目和方式有很多，为制订合理有效的运动处方，需要先对运动内容有一些基本的了解。

（一）有氧（心血管耐力）运动

有氧运动需要大量呼吸空气，对心脏和肺都将起到锻炼作用，不仅可以增强心肺耐力，还能提高抵抗力、增加脂肪消耗、防止动脉硬化、降低心脑血管疾病的发病率，将有氧运动与合理饮食相结合还可降低肥胖症的风险。

有氧运动的特点是强度较低、有节奏、时间较长，通常是持续 5min 以上还有余力的运动。还可以把有氧运动分为耐力性有氧运动和伸展性有氧运动。耐力性有氧运动项目主要有步行、慢跑、爬楼梯、自行车、跳绳、球类运动等。耐力性有氧运动可以提高心脑血管、呼吸系统、内分泌系统等的功能，可用于这些方面疾病的预防和康复。伸展性有氧运动项目主要有健美操、广场舞、五禽戏、太极拳等。伸展性有氧运动在我国广受欢迎，富有节奏性和娱乐性，不仅可以放松精神、强身健美，还可以用于防治高血压、精神衰弱等疾病。

1. 运动频率

运动频率是指每周练几次。推荐给大多数成年人的有氧运动频率是每周至少进行 5 天中等强度的有氧运动；或每周至少 3 天较大强度的有氧运动；或每周 3～5 天中等和较大强度相结合的运动。

不推荐运动——

◎ 每周运动超过 3 天时，心肺耐力的提高有减缓趋势；运动超过 5 天就会出现提高的停滞期；每周进行超过 5 天较大强度的运动时，发生肌肉骨骼损伤的可能性会增加，因此不向大多数人推荐这种运动强度的体育锻炼。

◎ 有些人被称为"周末勇士"，就是利用周末的时间进行 1～2 次中等到较大强度的、运动量特别大的活动来促进健康/体适能，但是这种方式的运动会增加骨骼损伤和心血管意外的风险，所以不向大多数人推荐。

推荐运动——

◎ 如果练习方案中包括多种模式的运动，并且这些运动是针对不同部位或者不同肌群，可以每天进行这种方式的较大强度活动。

2. 运动强度

推荐大多数成年人进行中等（如 40%～60% HRR 或 VO_2R）到较大强度（如 60%～90% HRR 或 VO_2R）的有氧运动；

建议健康状况不好的人进行低强度（如 30%～40% HRR 或 VO_2R）到中等强度的有氧运动。

间歇训练可以提高一次训练课的总强度或平均强度，成年人可以从间歇训练中获益。

名 词

间歇训练是指在一次训练方案中包含多个不同运动强度的练习，每两次练习之间有固定的间歇阶段。

知识窗：运动强度的评估方法

HRR 法和 VO_2R 法更适合于制订运动处方

$HR_{MAX}=207-0.7×$ 年龄

HRR 法计算运动强度：靶心率 =（最大心率 － 安静心率）× 期望强度 %+ 安静心率

如果运动过程中不方便监测心率还可以根据呼吸状况感受运动强度（表 3-1-3）。

表 3-1-3　呼吸状况和个体感受对照

呼吸状况	个体感受
呼吸轻松	与安静状态相比，呼吸的深度和频率没有太大变化，运动中还可以正常唱歌，这种情况下通常是较小的运动强度
呼吸比较轻松	呼吸的深度和频率有所增加，可以正常交谈，能够说出一句较长的完整的话
呼吸比较急促	在这种运动中，正常讲话会有一定难度，只能说短句，表述长句很困难
呼吸急促	运动中呼吸急促到无法与人交谈，但能够正常思考
呼吸非常急促	运动中呼吸非常困难，表现为上气不接下气，无法集中精力思考。此时已接近个人的最大运动强度

3. 运动时间（持续时间）

每天累计进行至少 30min（每周至少 150min）的中等强度的运动，或每天至少 20min（每周至少 75min）的较大强度运动，或中等和较大强度运动相结合的运动。

完成这一推荐量可以是连续的，也可以是一天中以每次至少 10min 的多次活动累计完成。即使运动实践低于最小推荐量，也可能会带来益处。

4. 运动量

运动量是由运动的频率、强度和时间（持续时间）共同决定的，即训练的运动量的标准单位可以用 MET-min/wk 和 kcal/wk 表示。推荐的总运动量为不少于 500METs-min/wk。这一运动量相当于每周约 150min 中等强度的运动或每天步行至少 5400 步。因为步数有较大误差，所以理想的做法是将"步/min"与目前建议的"运动时间/持续时间"结合使用。

5. 方式（模式）

推荐所有人进行有节律的、大肌肉群参与的、所需技巧较低的、至少是中等强度的有氧运动。对于其他需要一定技巧和体适能水平较高的竞技运动，仅仅推荐给那些拥有相应运动能力和体适能水平的人（表 3-1-4）。

表 3-1-4　改善体适能的有氧（心血管耐力）运动

运动分组	运动类型	推荐人群	举例
A	需要最少技能或体适能的耐力活动	所有成年人	步行、休闲自行车、水中有氧运动、慢舞
B	需要最少的技能的较大强度耐力运动	有规律运动的成年人和（或）至少中等体适能水平者	慢跑、跑步、划船、有氧运动操、动感单车、椭圆机运动、爬台阶、快舞
C	需要技能的耐力运动	有技能的成年人和（或）至少中等体适能水平者	游泳、越野滑雪、滑冰
D	休闲体育	有规律运动计划的成年人和（或）至少中等体适能水平者	网球、羽毛球、篮球、足球、滑雪、徒步旅行

6. 进度

运动计划的进度取决于运动者的健康状况、体适能、训练反应和运动计划的目的。较为理想的进度是在开始的 4～6 周，每 1～2 周将每次训练课的时间延长 5～10min。1 个月后，4～8 周的时间，逐渐增加强度达到推荐的数量和质量。

（二）力量练习（肌肉抗阻练习）

力量练习是指身体克服阻力以达到强健肌肉的目的的练习，人们印象中认为力量练习需要通过杠铃或哑铃来完成，但其实很多力量练习都可以通过克服自身体重徒手完成。

在我国大多数人的健身理念里，对有氧运动的重视程度远高于力量练习，实际上力量练习并非只是专业运动员才需要进行的练习，力量练习能够起到很多意想不到的作用。

1. 力量练习的健康益处

（1）延缓衰老

有研究表明，不经常进行体育锻炼的人在 20～25 岁肌肉力量达到最大值，以后每 10 年将会损失 10% 左右的肌肉重量和力量，60 岁以后会加速流失，肌肉力量下降的重要表现是行动迟缓、走路变慢，俗话说"人老腿先老"，从而影响人的生活质量。而经常进行力量训练则可以保持肌肉的最佳状态，延缓衰老。

（2）减少损伤和疼痛

现代人的生活、工作方式里，常会有久坐的状态，使颈部和腰部肌肉长时间工作，加强这些部分的力量练习，能够有效预防颈椎病、腰椎间盘突出等疾病，加强腿部肌肉力量练习能够有效防止膝关节退行性病变。

（3）预防糖尿病等慢性疾病

力量练习可以增加肌肉重量，更多的肌肉组织可以更有效地帮助机体利用胰岛素，从而有效地从血液里摄取所需的糖加以利用，身体对胰岛素的依赖随之降低，有效预防 2 型糖尿病。

（4）消耗更多热量，减少肥胖

通过力量练习增加肌肉重量，能够帮助提高新陈代谢，即使不运动，每千克肌肉每天都要消耗 75～110 卡路里的热量，所以增加肌肉能够更高效地消耗热量，减少脂肪堆积。

2. 力量练习（抗阻练习）运动处方推荐（表 3-1-5）

表 3-1-5　力量练习运动处方

FITT-VP	运动处方推荐
频率	每周对每一个大肌群训练 2～3 次
强度	初次练习者以中等或较大强度（最大力量的 60%～70%）间歇训练提高力量 有经验的练习者以较大到大强度（最大力量的 80%）提高力量 老年人以低到较低强度（最大力量的 40%～50%）为起始强度提高力量 久坐人群以低到较低强度（最大力量的 40%～50%）为起始强度 增加肌肉耐力时低到中等强度（<50% 最大力量） 老年人以低到中等强度（最大力量的 20%～50%）提高爆发力

续表

FITT-VP	运动处方推荐
时间	无明确建议
类型	练习应包含所有大肌群的抗阻训练 建议进行多关节运动，不仅动用超过一个大肌肉群，并且能针对主动肌和拮抗肌 力量练习计划中也可包含针对主要肌群的单关节练习，通常安排在特定肌群的多关节练习之后 可以使用多种体育器材和/或自身重量来完成上述运动
重复次数	建议大多数成年人以 8～12 次重复的负荷提高力量和爆发力 中老年人开始练习时，以重复 10～15 次的负荷有效提高力量 建议使用重复 15～20 次的负荷提高耐力
组数	大多数成年人以 2～4 组重复提高力量和爆发力 仅 1 组练习也是有效的，尤其是对老年人和初学者 ≤2 组用来提高肌肉耐力
模式	有效的组间休息为 2～3min 建议同一肌群练习之间应至少休息 48 小时
进度	进度是逐步增加阻力，和/或增加每组的重复次数，和/或增加频率 运动者的肌肉适应了抗阻训练计划后，如果想继续增加肌肉力量和体积就应该逐渐增加阻力、组数或频率

最大力量：一次练习能负重的重量值。

3. 力量（抗阻）练习举例

（1）下肢力量（图 3-1-1）

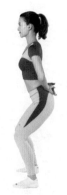 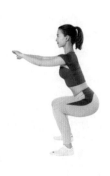 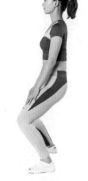

a   b   c

半蹲练习   深蹲练习   靠墙静蹲练习

图 3-1-1 下肢力量练习

（2）胸肩背力量（图 3-1-2）　　（3）肩颈力量（图 3-1-3）

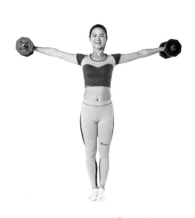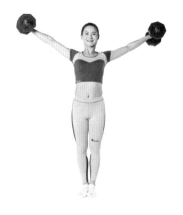

手臂侧平举做向上斜飞动作，可增加手持哑铃负重。

图 3-1-2　水平侧举哑铃练习　　　图 3-1-3　斜上举哑铃练习

（4）胸肩部力量（图 3-1-4、图 3-1-5）

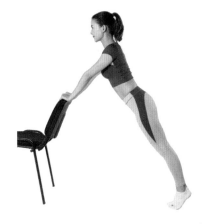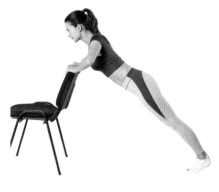

a　　　　　　　　　　　　　　　　　　　　　　b

图 3-1-4　斜向俯卧撑

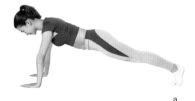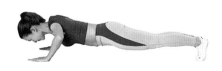

a　　　　　　　　　　　　　　　　　　　　　　b

图 3-1-5　俯卧撑

（5）腹肌力量（图 3-1-6）　　　　　　（6）背肌力量（图 3-1-7）

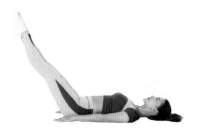
图 3-1-6　仰卧举腿

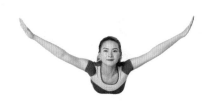
图 3-1-7　俯卧背伸

（三）柔韧性练习

身体柔韧性是指身体各关节的活动幅度以及韧带、肌腱、肌肉、皮肤和其他身体组织的弹性和伸展能力。经常做柔韧性练习，能够保持关节活动幅度，增强关节的灵活性，同时能够减少生活中由于意外的扭转过猛、动作幅度加大产生的关节肌肉等软组织的损伤。

最简单的柔韧性的练习是静力性伸展，缓慢地将肌肉、肌腱、韧带拉伸到有一定酸痛感的位置，并维持 10～30 秒，重复 4～6 次，这种缓慢拉伸的方法比较好控制力量，避免拉伤，适合平时很少活动、没有运动经验的人。

做柔韧性练习要兼顾全身的关节，同一个关节要向所有可以活动的方向分别伸展，通常的顺序是从上到下，依次为颈部、肩部和上肢、背部、腹部、髋部、大腿肌肉群、膝关节、小腿部肌肉群、跟腱、脚踝关节等（表 3-1-6）。

表 3-1-6　柔韧性练习运动处方

FITT-VP		运动处方推荐
频率	至少每周 2 次，每天练习，效果最好	
强度	拉伸达到拉紧或轻微不适状态	
时间	静力拉伸保持 10～30 秒 老年人拉伸保持 30～60 秒，效果最好 放松—收缩交替（PNF）练习时，最好先进行 3～6 秒的轻到中等强度收缩，紧接着进行 10～30 秒辅助拉伸	

续表

FITT-VP	运动处方推荐
类型	对所有主要肌肉肌腱单元进行一系列的柔韧性练习 所有的拉伸，如静力拉伸、动力拉伸、弹震拉伸以及交替拉伸都是有效方法
量	每个练习的总时间为 60 秒
模式	每个柔韧性练习都要重复 2～4 次 肌肉温度升高时进行柔韧性练习的效果最好，通过主动热身或热敷、洗澡等被动方法都可以提高肌肉温度
进度	尚无最佳进度计划建议

（四）神经动作练习

神经动作练习包括平衡、协调、步态、灵敏性和本体感觉等控制技能的练习，有时也被称为"功能性"体适能练习。某些将神经动作练习与抗阻、柔韧性练习相结合的涉及方面较多的体力活动有时也被看作神经动作练习，如太极拳、气功和瑜伽等。

老年人进行神经动作练习的好处是显而易见的。这类练习不仅可以提高老年人的平衡性、灵敏性和肌肉控制能力，还能够有效预防老年人摔倒，降低因摔倒而引起的骨折、残疾和早期死亡概率。建议将这样的运动作为老年人综合提高体适能和预防摔倒的运动计划的一部分。

目前研究中采用的可以提高控制能力的运动量为：每周至少 2 天，每次至少 20min，每周累计不少于 60min，运动方式如太极拳、普拉提和瑜伽等。

三、运动中的注意事项（运动禁忌）

尽管运动有益健康，但如果忽略一些注意事项，盲目运动，是有可能对身体造成伤害的，下面列举一些典型的运动禁忌，请在运动中注意避免。

（一）起步过猛

开始进行运动锻炼的人们，经常犯的错误之一就是起步过猛，一开始心血来潮，信心满满，短时间内运动量过大。这样很容易导致身体过于疲劳，部分运动器官受伤。建议制订合理的运动计划，循序渐进，使身体逐步适应，机能逐渐提高，不可操之过急。

（二）省略运动前的热身和运动后的放松活动

运动前的热身练习作用在于逐渐提升心率和身体温度，逐渐加快血液循环，使心血管系统、呼吸系统、神经肌肉系统及骨骼关节系统等在进行较高强度工作前有所准备，如果省略热身，直接进行中高强度运动，使心率猛然提高是非常危险的，也容易导致肌肉关节等运动器官受损。同样在中高强度运动结束时，不宜戛然而止，应做一些低强度的慢走、拉伸等整理运动，让心率慢慢降低，也有利于降低肌肉酸痛的程度。

（三）饮酒后运动

酒精成分会影响中枢神经，饮酒后人体控制肢体的能力下降，导致协调性和灵活性变差，容易发生运动伤害和其他意外事故。另外，饮酒初期或许感觉不到酒精的影响，觉得运动一下也无妨，然而运动会加速血液循环，会让酒精更快速地发挥作用，有可能出现头晕目眩、注意力下降等现象，从而引发危险。

（四）服用药物后运动

一些消炎止痛药、感冒药、止咳药或其他含有抗生素成分的药物，在药力发生作用后，会让感觉器官变得反应迟缓，容易发生运动伤害。

（五）睡眠不足或疲劳时进行剧烈运动

睡眠不足或疲劳时，人体各个器官系统供血不足，新陈代谢减缓，身体供氧不足，此时运动会对身体造成更大的负担，曾经有熬夜后跑步发生心梗和猝死的报道。所以在睡眠不足或身体疲劳时不要进行中高强度的运动，应先补充睡眠，或进行缓和的拉伸练习缓解疲劳。

四、暂停运动——运动中的危险信号

如果运动中出现以下症状，应暂停运动计划，否则有害健康。

1. 心跳突然异常，过速或过缓。

2. 胸部绞痛。

3. 胸痛并且随运动的强度增加而加剧。

4. 头痛。

5. 头昏眩晕。

6. 恶心、呕吐。

7. 呼吸严重困难。

8. 四肢肌肉剧痛。

9. 下肢关节（髋关节、膝关节、距小腿关节等）疼痛。

10. 下肢乏力，行动艰难。

11. 自觉全身疲劳无力。

12. 脸色苍白。

13. 嘴唇发绀。

14. 出冷汗。

15. 运动中动作的速度突然不自觉地变得缓慢。

16. 运动中动作或姿势突然产生失控。

17. 食欲缺乏、口渴。

18. 精神抑郁。

第二章 "控血压"运动处方

运动可以改善不良的生活方式，改善心理功能，增强免疫功能和社会适应能力，增加人们对日常活动的信心，使心情愉快，消除应激紧张状态，从而缓解心理上的不良情绪，减少诱发心血管病的心理因素。运动还可以明显降低高血压人群患心血管疾病的风险。

高血压患者和有高危心血管疾病因素人群如果养成了在日常生活中进行有规律的大肌肉群参加运动锻炼的习惯，可产生心血管适应，减轻疾病症状，提高运动耐力和肌力，改善生活质量，并可能预防冠心病的发生和发展。

在正常血压和轻度血压升高的人群中，有规律的体育活动与较低的血压水平有关，而且缺乏体育活动者发生紧张性高血压的危险性明显升高。长期、有规律的有氧运动可以降低高血压患者安静时的血压。

一、运动前的健康筛查与危险分层

体育锻炼是高血压患者的基础治疗手段之一，对于低危和中危的高血压患者一旦确诊，首先选择的就是非药物治疗，而医疗体育是其中的重要方面。对严重的高血压患者（血压≥180/110mmHg）或高危患者，应在适当的药物控制下，按照健身计划进行锻炼。

运动降血压的可能机制

◎ 运动产生的刺激作用于大脑皮质下的血管运动中枢，调整了其功能状态。

◎ 运动使交感缩血管神经的兴奋性降低，迷走神经的兴奋性升高，使血管产生扩张。

◎ 运动使肌肉中的毛细血管扩张，降低了血管的外周阻力，尤其是对舒张压的降低具有较大的意义。

◎ 运动可改善情绪，与饮食控制相配合可以有效降低血液中胆固醇和低密度脂蛋白的含量，这些都有利于减少高血压病发病的危险因素。

（一）临床问诊与检查

1. 询问病史

通常通过《运动与健康》问卷了解患者详细的情况，了解身体状况及病史记录，并给出评估结果。健身锻炼适合于 1 级、2 级高血压患者，以及部分病情稳定的 3 级高血压患者。

高血压患者如果出现下列状况则属于运动禁忌证：包括血压控制不佳（收缩压≥180mmHg 或舒张压≥110mmHg），病情不稳定的 3 级高血压、合并其他严重并发症，如严重心律失常、脑血管痉挛、肝肾功能障碍、心衰等。

2. 物理检查和功能评估

初步的身体检查包括：静态心脏功能评估（心电图、超声心动图）；静态肺功能评估；一般性检查（身高、体重、腰围和臀围，安静血压、心率等）。

3. 临床血液检查：如血常规、血生化指标，心肌酶，肝、胆、肾评价指标等。

4. 临床功能学检查：高血压可因急性运动而加重。因此，应给予进行运动测试或训练筛查的高血压患者特殊的考虑。同时高血压也通常伴有其他心血管疾病的危险因素（如脂代谢异常、肥胖、糖尿病和代谢综合征），大多数高血压患者在参加运动测试或训练时，均将被纳入中或高危人群。

（二）运动心肺功能评估

通过运动心肺功能测试，了解高血压患者的运动耐力、运动血压、运动中心电图以及气体代谢等各项指标。

二、运动处方的内容

（一）运动形式

高血压患者适宜进行有氧运动。常见的有氧运动形式包括快走、慢跑、骑自行车、秧歌舞、广播体操、有氧健身操、登山、爬楼梯等。

（二）高血压患者适宜的运动方式

有氧运动是通向全面身心健康的桥梁。轻、中度以锻炼耐力为目标的有氧运动有利于血压下降。可以选择降低周围血管阻力的运动方式，例如，步行、慢跑、踏车、平板运动等运动项目。

选择放松性质的运动和锻炼呼吸的运动如放松体操、太极拳、气功等。气功对降压有一定效果，在运动过程中身体自然放松、呼吸均匀、思想集中，可以起到调心、调身和调气，进而使机体平衡的作用。

（三）高血压患者不适宜的运动方式

高血压患者不宜做力量性的运动，如平卧举杠铃、举重、拔河、快速短跑、拉力器等。由于这些类型的运动需要屏气、收缩腹肌及头颈部肌肉，可引起高血压患者的收缩压和舒张压上升。

不宜做头部低于腰部的运动。如头低脚高位仰卧起坐、直腿抬高、双手触地或倒立等。

老年高血压患者心血管反射功能差并对降压药较敏感，极易发生体位性低血压，即过快由卧位到站位转换时易出现头晕甚至晕倒，故运动中应避免选择体位变动较大的动作。

（四）绝对或相对禁忌运动锻炼的情况

并发各种急性感染，特别是发热的时候，切忌强行运动，应待感染控制后再运动。

合并未控制的高血压，血压超过 180/110mmHg，应待药物治疗血压稳定后再运动。

合并严重心功能不全，稍微活动就感觉胸闷、气喘的患者，有可能活动后加重，应待药物治疗心功能稳定后再运动。

合并严重糖尿病、肾病，应咨询医师后选择合适的运动。

合并严重的眼底病变，眼科检查提示有眼底出血者，应咨询医师后选择合适的运动。

合并新近发生的血栓，应先进行卒中康复训练，待病情稳定后再运动。

三、运动内容或方式

控制血压的运动方式主要是有大肌群参与的有氧运动，如步行、太极拳。

（一）快步走

快步走主要是下肢肌肉运动，配合摆臂动作可以有效调动全身肌肉参与运动，经常步行有利于小血管扩张，使血管阻力降低，血压下降，减轻心脏负担。

开始步行的速度建议 70～90 步 /min（慢步走，每小时 3～4 千米），10min

后可以加快到 120～140 步 /min。每次步行以 3～5 千米为宜。快步走时，心率为最大心率的 70% 左右，最高心率控制在 120 次 / 分以下。

步行时应该保持良好的姿势，身体保持正直，两眼平视或微微上扬，双肩放松，两臂前后自然摆动，抬头挺胸，收腹，行走时脚跟先着地，随后脚掌滚动着地，缓冲落地。正确的姿势能够避免运动过程中对膝关节、踝关节的冲击和损伤。

（二）健身跑

有一定锻炼基础的人可以进行慢跑，跑的时候要注意精神放松，掌握好节奏并与呼吸相配合，如果出现头晕、心慌等情况要及时停止。

健身跑时的供血量，比安静时要多 8～10 倍，它能使心脏和血管得到良性刺激，可有效地增强心肺功能和耐力。适当的慢跑，可增强腿部力量，对全身肌肉尤其对下肢关节、肌肉有明显的锻炼效果，还能减轻体重、降低血脂，有助于降低血压，且能改善和消除高血压患者的头晕头痛、失眠等症状。

适宜慢跑的高血压人群：高血压年轻患者；轻、中度高血压及临界高血压的中年患者；患病前长期慢跑者。

不适宜慢跑的高血压人群：血压未控制好的患者；年龄较大或高血压伴有心脑肾并发症的患者；有严重心律失常、胸闷、心绞痛的人。

健身跑的正确方法

跑步时应该用前脚掌外侧着地，并迅速而柔和地过渡到全脚掌，并有较为明显的缓冲动作。跑的过程应避免足跟先着地，脚落地时，要利用好缓冲力量。跑步时膝关节的动作保持连贯柔和。正确的摆臂姿势是两臂肘关节应弯曲成 90°，以肩关节带动双臂整体前后摆动。值得注意的是，不要以肘关节作为运动轴，上臂不动，仅仅小幅度摆动前臂。健身跑时呼吸要和跑步的节奏相吻合。跑步中的呼吸节奏一般是两步一吸，两步一呼；也可三步一吸，三步一呼，并且用腹部做深呼吸，即吸气时鼓腹，呼气时收腹。跑步时正确的呼吸方法是用鼻子和半张嘴同时呼吸。

(三) 游泳

游泳是一项相当消耗体力的运动，而高血压患者的运动原则是"放松性，节律慢"，但游泳对于高血压是有一定好处的。

游泳时水对人的皮肤有按摩作用，使得肢体的血液更易于流向心脏，提高心血管系统的功能和效率；人在水中受到的压力比在空气中的大，所以游泳能增大呼吸肌的力量，提高呼吸系统机能。另外游泳时身体在水中，受重力影响减小，这样能减轻心脏负担，改善血管功能。

高血压患者是否可以游泳不能一概而论。血压轻度增高、症状并不严重、既往长期游泳者是可以的；而年龄偏大、中度以上高血压、血压不稳定、波动大，患病前从不进行游泳运动者不宜游泳。

高血压患者游泳时需要注意的问题

1. 初学游泳容易精神紧张，会促使血压升高，所以要有熟悉水性的人陪伴指导，帮助消除恐惧心理，而且应在浅水中游泳。

2. 注意水温。若水温太低，会加重身体里小动脉的收缩而使血压升高，因此最好选择在26~27℃的水温中游泳。

3. 游泳时动作不应太激烈，运动量不宜太大，否则会加重心脏负担，也会使血压升高。另外，游泳时不要追求速度，不要用大力。

4. 高血压患者游泳应采用不太费力的泳姿，如仰泳、蛙泳。自由泳、蝶泳使劲较大，而且身体摇晃比较厉害，最好少采用。

5. 应在有组织的情况下参加游泳，不宜独自游泳，更不能到不了解环境的江河湖海里游泳，以免发生意外。

在游泳前应充分做好陆上准备运动，如做体操、慢跑、打太极拳等。

(四) 抗阻运动

抗阻力训练又称阻力训练，是一种对抗阻力的运动，主要目的是训练人体的肌肉，传统的抗阻力训练有俯卧撑、哑铃、杠铃等项目。对于大众健身，进行抗阻训练的目的一般为改善体形、保持身体健康。

(五) 太极拳运动

练功原则：高血压患者打太极拳时最重要的是注意一个"松"字，肌肉放松能反射性地引起血管"放松"，从而促使血压下降。

练功时的意念：打太极拳时要用意念引导动作，使思想高度集中，心境守静，这有助于消除高血压患者的紧张、激动、神经敏感等症状。

练功频数：太极拳强调的是长期坚持，每周至少4次长期练习太极拳的老年人安静时收缩压的平均值约比同年龄组老年人低20mmHg左右。

由于太极拳动作柔和，肌肉放松且多为大幅度活动，思绪宁静从而有助于降低血压。高血压患者练完一套简化太极拳后，收缩压可下降10～20mmHg。

四、各期高血压患者的运动方案

1. 血压正常高值和1级高血压人群运动方案

1级高血压（也称轻度高血压）是指收缩期及舒张期血压值均持续为140～159/90～99mmHg，而且没有并发症的人群。1级高血压患者可选择的运动类型要相对宽泛，例如，步行、健身跑、有氧舞蹈、游泳、娱乐性球类、气功、太极拳、医疗体操等运动。

（1）适宜的运动项目

快步走：自然环境或跑台、椭圆机上进行均可以。快步走的速度是每小时在4～4.5千米。可掌握"快—慢—快"的原则。慢走5～10min，快走20～30min，再慢走5～10min，用时40～60min。要求抬头、挺胸、收腹、摆动双臂、步幅加大。每周至少3次。

慢跑：自然环境或跑台、椭圆机进行均可以。准备活动5min，转动颈部、伸展上肢、弯腰、压腿等，把全身关节活动开。跑步时可采取快慢结合或跑走结合的方式。慢跑5min，稍快跑20～25min，再慢跑或走步

5～10min，用时 30～40min。每周至少 3 次。

游泳：准备活动 5min，转动颈部、伸展上肢、弯腰、压腿等，把全身关节活动开，连续游至少 30min，或可以游 10min 休息 1～2min，用时 45～60min。每周至少 3 次。

爬山：依据个体情况选择时间、方式等。可快慢交替，爬爬停停，累了就稍事休息。也可选择市里或小区内公园的小土坡，房屋里的楼梯，上上下下、反反复复，也能够达到类似登山的效果。用时 60～90min。每周至少2 次。体重大或年龄偏大且伴有膝关节疾病高血压人群，不适宜长期进行登山运动。

太极拳（剑）：可选择八式太极拳、24 式简化太极拳、42 式综合太极拳（剑）等。每次 30～45min，每日 1～2 次。

舞蹈：每次至少45min，每周至少3 次。另外，还可以选择自行车（功率自行车）、扭秧歌、打乒乓球、徒手体操、健美操、瑜伽、小力量训练及各种放松训练等。以上有氧运动可依据个人兴趣、爱好选择 2～3 项交替进行。

（2）运动量和运动强度

1 级高血压人群在运动中的运动强度可达到本人最大心率的 70%～80%；长期运动人群可达到85%。通常来说，1 级高血压人群的最大心率一般可以达到 119～145 次 / 分，停止运动后，心率应在 10min 左右基本恢复到安静时的水平。年龄＞50 岁的患者活动时心率（次 / 分）一般应控制在 180 - 年龄以内。

注意事项：①运动中应该学会自然呼吸或稍深呼吸；②不宜憋气或做爆发力运动；③其他非药物防治手段也很重要，例如，放松性按摩或穴位按摩，音乐疗法，戒烟酒，饮食应低盐、低糖、低脂肪，高维生素，蛋白适量，有效减控体脂及体重，讲究心理卫生，缓解紧张情绪等。

2. 单纯收缩期高血压人群运动方案

单纯收缩期高血压是指仅收缩期一项超过正常值，舒张期血压正常，单纯收缩期高血压也可按照收缩压水平分为 1 级、2 级、3 级。

（1）适宜的运动项目

太极拳（剑）：适合各级单纯收缩期高血压人群。可选择 8 式太极拳、24 式简化太极拳、42 式综合太极拳（剑）等。每次 20～30min，每日 1～2 次。

快步走：适合各级单纯收缩期高血压人群。可掌握"快—慢—快"的原则。慢走 5～10min，快走 20～25min，再慢走 5～10min，用时 30～50min。选择自然环境、跑台或椭圆机上进行均可以。要求抬头、挺胸、收腹、摆动双臂、步幅加大。每周≥3 次。

慢跑：适合 2 级以下单纯收缩期高血压人群，自然环境、跑台或椭圆机上进行均可以。准备活动 5min，转动颈部、伸展上肢、弯腰、压腿等，把全身关节活动开。跑步时可采取快慢结合或跑走结合的方式。慢跑 5min，稍快跑 15～20min，再慢跑或走步 5～10min，用时 30～40min。每周≥3 次。

爬山：适合 1 级单纯收缩期高血压人群，最好选择坡度小、道路平坦的慢坡。可依据个体情况选择时间、方式等。可快慢交替，爬爬停停，累了就稍事休息。用时 60～70min。每周至少 2 次。

游泳：适合 1 级单纯收缩期高血压人群，准备活动 5min，转动颈部、伸展上肢、弯腰、压腿等，把全身关节活动开。连续游至少 25min，或可以游 10min 休息 1～2min，用时 40～50min。每周至少 3 次。

舞蹈：适合 1 级单纯收缩期高血压人群，每次至少 35min，每周至少 3 次。另外，也可以选择自行车（功率自行车）、扭秧歌、打乒乓球、徒手体操、健美操、瑜伽、小力量训练及各种放松训练等。以上有氧运动可依据个人兴趣、爱好选择 2～3 项交替进行。

（2）运动量和运动强度

单纯收缩期高血压人群参加运动有两点要注意：一是控制运动强度；二是要掌握运动过程中血压最高值的变化，这是减少运动风险的关键。单纯收缩期高血压人群也可按照前面提到的血压分型将疾病分为 1 级、2 级、3 级。在运动中的最大心率一般可以达到 100~140 次 / 分。停止活动后，心率应在 10min 左右基本恢复到安静时的水平。在参加运动初期或希望增加运动量时，要通过进行运动中的评估，掌握运动过程中血压最高值的变化，避免血压过高出现危险。

3. 2 级高血压人群运动方案

2 级高血压是指血压值持续维持在160~179/100~109mmHg，并对心、脑、肾脏已经造成一定的影响，但还处于代偿期。

（1）适宜的运动项目

太极拳（剑）：可选择 24 式简化太极拳、42 式综合太极拳（剑）等。每次 20~30min，每日 1~2 次。

步行：可根据自身运动状况选择快步走或散步。自然环境更有利于放松心情进行运动。以匀速行进为原则。间断加快 5~10min，总用时25~40min。要求抬头、挺胸、收腹、摆动双臂步幅稍大。每周≥3 次。

徒手体操：选择动作幅度和难度不大的体操，如广播体操等。动作由缓到快，难度由简单到复杂。每次 20~30min，每日 2 次。

另外，还可选择瑜伽及各种放松训练等。以上有氧运动可依据个人兴趣、爱好选择 1~2 项进行。

（2）运动量和运动强度

2 级高血压人群参加运动最需要注意的是减少运动风险，因此最好先进行运动评估，由专业医生给出分级运动处方。在运动中要掌握运动过程中血压最高值的变化，这是关键。运动强度可控制在最大心率的60%~70%，一般可以达到 100~120 次 / 分。停止活动后，心率应在 15min左右基本恢复到安静时的水平。年龄 >50 岁的患者活动时心率（次 / 分）一般应控制在 170 - 年龄以内。

（3）注意事项

2 级高血压人群单纯运动疗法血压难以降至理想水平，因此配合药物治疗很重要。

当血压未得到有效控制或不稳定，甚至出现其他较严重的并发症，如严重心律失常、心动过速、频发性心绞痛及脑血管痉挛等时，就需要卧床休息和暂时停止体育运动。

4.3级高血压人群运动方案

3级高血压是指血压值持续维持在≥180/110mmHg，并已产生多个靶器官的损害，如合并心肾功能衰竭、脑出血等并发症。

（1）适宜的运动项目

这一人群仅适合进行各类放松性活动，如在有专人陪同的前提下，可以在小范围内散步、做徒手体操等，运动中还可以选择静坐、手掌中转动健身球等运动方式。

（2）运动量和运动强度

常常需要卧床休息和暂时停止体育运动，当进行以上活动时心率宜控制在 100 次 / 分以内，隔天运动一次或每天运动一次，每次 15～20min，以运动后没有不舒适为度。

（3）注意事项

以松散轻微的运动为主，最好运动时有专人陪同。

要树立信心，积极治疗，适当应用保健品。戒烟酒，饮食应低盐、低糖、低脂肪、高维生素、蛋白适量，有效减控体脂及体重，讲究心理卫生，缓解紧张情绪等。

当病情出现恶化，随时需要就医，住院治疗或卧床休息时停止各种运动。

五、运动推介——八式太极拳

太极拳是我国传统的一种动静结合、刚柔并济的养生方法，对高血压的缓解起着积极的作用。太极拳能调动身体上肢、下肢和腰背部肌肉参与运动，动作柔和，姿势自然，能够降低外周血管阻力，使血压下降。对增进人体健康，尤其是对人体心血管疾病有良好的保健效果。

太极拳的功效

久练太极拳，可以锻炼心血管系统，使心肌纤维强壮、有力，心率降低，增大心脏每搏输出量，增加心肌储备力。还能促使毛细血管开放，并反射性地引起冠状动脉的血流量增加。

太极拳动作柔和，全身肌肉放松能使血管放松，促进血压下降。

打太极拳时用意念引导动作，思想集中、心境宁静，有助于清除精神紧张对人体的刺激，有利于血压下降。

八式太极拳也叫一段拳，是中国武术段位制初段位技术规定教程的一段太极拳，即初段位中的一段考评套路。共有10式（含起势、收势），全部采用杨式大架太极拳，吸取了杨式大架太极拳中最为主要和基础的八个动作。内容精练，重点突出，易学易记，练起来轻松自如，均匀缓慢，若行云流水，连绵不断。可用于修身养性。

八式太极拳动作舒展大方，柔和平稳，圆活连贯，由简至繁。以连续弓步为主要步型变化，手法动作以中国传统太极拳的正手即掤、捋、挤、按为主线变化而成。整套八式太极拳基本上都是由原地左右对称的单个动作组成，简单易学、动作全面、突出重点、对称均衡。

在练习时要用意念去引导动作，思想集中，有利于消除心神恍惚和对刺激反应过敏等症状；高血压患者动作的平衡性和协调性较差，太极拳练习中左、右分脚和下势独立有利于改善这方面的机能。

八式太极拳的名称

1. 倒卷肱
2. 左、右搂膝拗步
3. 左、右野马分鬃
4. 云手
5. 左、右金鸡独立
6. 右、左蹬脚
7. 右、左揽雀尾
8. 十字手

起势（图 3-2-1 至图 3-2-4）

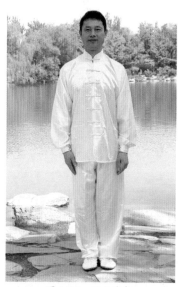

图 3-2-1　站立准备

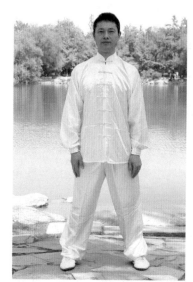

图 3-2-2　两脚开立

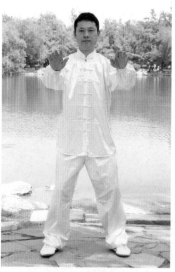

图 3-2-3　两臂前举

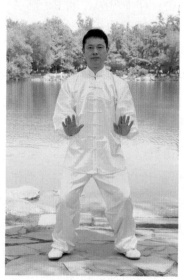

图 3-2-4　屈膝按掌

第一式　倒卷肱式（图 3-2-5 至图 3-2-9）

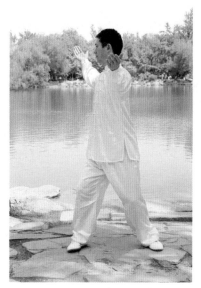

图 3-2-5　转身翻手摆掌

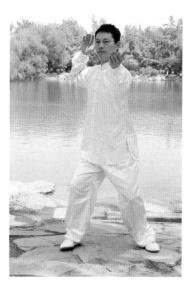

图 3-2-6　屈臂卷肱

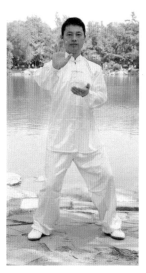

图 3-2-7　前推后收

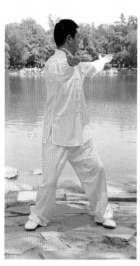

图 3-2-8　转身翻手摆掌

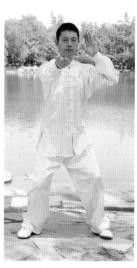

图 3-2-9　屈臂卷肱

第二式 搂膝拗步（图 3-2-10 至图 3-2-15）

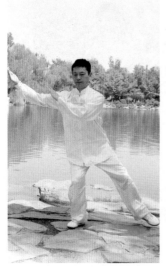

图 3-2-10 转腰摆手收脚

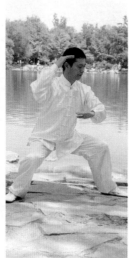

图 3-2-11 上步屈臂

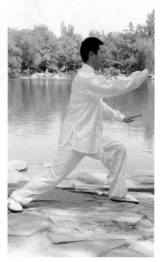

图 3-2-12 弓步搂推

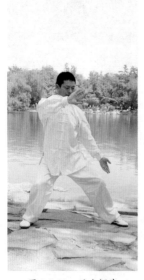

图 3-2-13 后坐摆脚

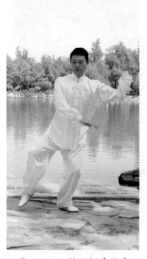

图 3-2-14 转腰摆手收脚

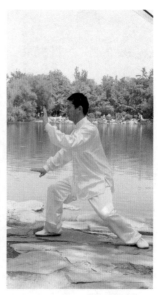

图 3-2-15 弓步搂推

第三式 野马分鬃（图 3-2-16 至图 3-2-22 ）

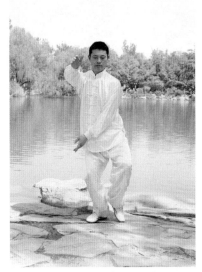

图 3-2-16 转身坐腿分手

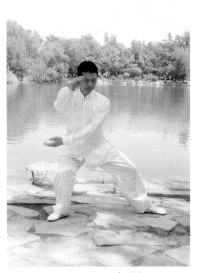

图 3-2-17 收脚抱球

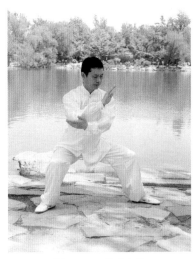

图 3-2-18 转身上步

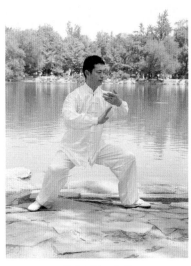

图 3-2-19 分鬃

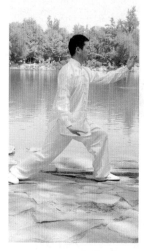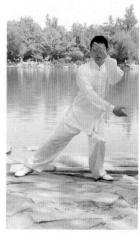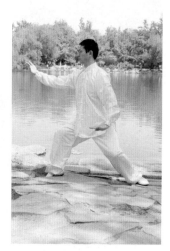

图 3-2-20　弓步分靠　　图 3-2-21　坐腿撇脚转身、收脚抱球　　图 3-2-22　弓步分靠

第四式　云手（图 3-2-23 至图 3-2-25）

动作顺序：摆手翻掌—转身左云—翻手收脚—转身右云—翻手出脚—转身左云侧翻手—转身右云—翻手收脚—转身左云—翻手出脚—转身右云—侧弓步翻掌

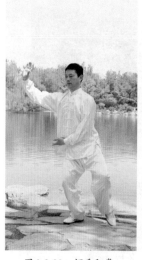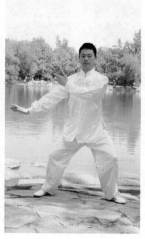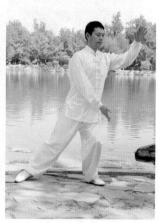

图 3-2-23　摆手翻掌　　　　图 3-2-24　转身左云　　　　图 3-2-25　翻手收脚

第五式 金鸡独立（图 3-2-26 至图 3-2-28 ）

动作顺序：坐腿转腰落手—提右脚独立挑掌—落脚落手—提左脚独立挑掌

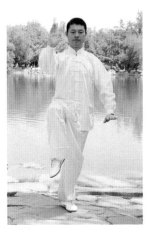
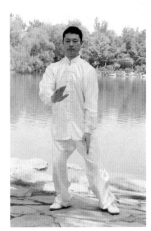
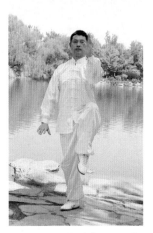

图 3-2-26 提右脚独立挑掌　　　图 3-2-27 落脚落手　　　图 3-2-28 提左脚独立挑掌

第六式 蹬脚（图 3-2-29 至图 3-2-31 ）

动作顺序：落脚抱手—提右膝抱手—分手蹬脚—落脚抱手—提左膝抱手—分手蹬脚—落脚抱球

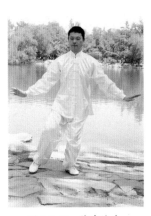
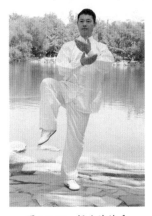
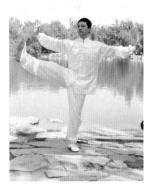

图 3-2-29 落脚抱手　　　图 3-2-30 提右膝抱手　　　图 3-2-31 分手蹬脚

第七式　揽雀尾（图3-2-32至图3-2-37）

动作顺序：转身上步—右弓步前掤—提左手旋臂—后坐下将—转身后将—转腰搭手—弓步前挤—弓步（平分）抹掌—后坐引手—弓步前按—转身分手扣脚—收脚抱球—转身上步—左弓步前掤—提右手旋臂—后坐下将—转身后将—转腰搭手—弓步前挤—弓步（平分）抹掌—后坐引手—弓步前按

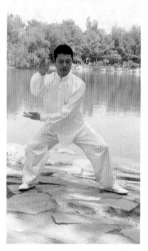

图 3-2-32　转身上步

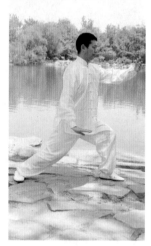

图 3-2-33　右弓步前掤

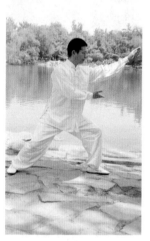

图 3-2-34　提左手旋臂

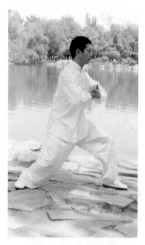

图 3-2-35　弓步前挤

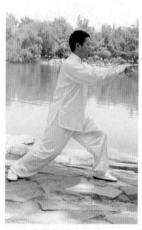

图 3-2-36　弓步（平分）抹掌

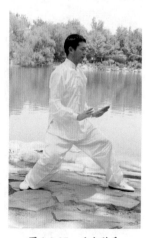

图 3-2-37　后坐引手

第八式 十字手（图 3-2-38、图 3-2-39）

动作顺序：撇右脚、右弓步分手—扣右脚、左弓步掤掌于胸前—收右脚、两脚呈开立步—两手举抱

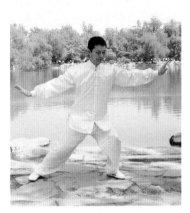

图 3-2-38　撇右脚、右弓步分手

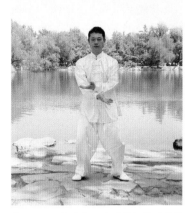

图 3-2-39　扣右脚、左弓步掤掌于胸前

收势（图 3-2-40 至图 3-2-42）

动作顺序：翻掌分手—垂臂落手—并步还原

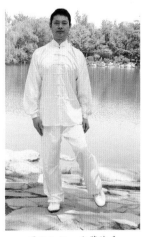

图 3-2-40　垂臂落手

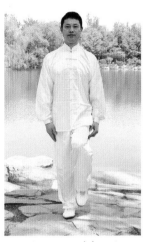

图 3-2-41　并步还原

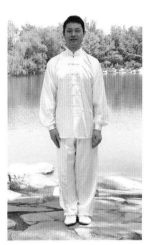

图 3-2-42　还原

运动处方实例

刚刚退休的王先生60岁，身高173厘米，体重80千克，家族有高血压病史，平常生活中不怎么运动，体检显示血压为130/80mmHg。给他的建议运动处方如下。

	上午	下午
周一	慢走15min，快走10min，以自己舒适的节奏为准，24式太极拳20min	伸展关节活动操10min，屈膝半蹲20次，以自己适宜的屈膝程度为准
周二	慢走3千米	伸展关节活动操20min
周三	太极拳30min	慢走15min，快走10min，再慢走15min
周四	慢走3千米	伸展关节活动操10min，屈膝半蹲20次，以自己适宜的屈膝程度为准
周五	太极拳30min	倒走20min
周六	慢走3千米	伸展关节活动操20min
周日	太极拳30min	慢走15min，快走10min，再慢走15min

第三章 "降血糖"运动处方

从很早开始，人们就知道将药物、饮食和运动结合起来控制糖尿病的发展，古代名医巢元方在《诸病源候论》中提到，"消渴者，应先行百步，多者千步"，糖尿病在中医里就属于消渴病。医生诊断糖尿病之后，也往往会对患者推荐运动方案，称为运动疗法。最早在《黄帝内经》中就记载了关于运动治疗糖尿病的资料。

1型糖尿病是因分泌胰岛素的胰岛 β 细胞自身免疫损伤所致，其中一些病例是先天性的。胰岛素绝对缺乏和酮症酸中毒高发是1型糖尿病的基本特点。

2型糖尿病是由于骨骼肌、脂肪组织和肝脏胰岛素抵抗伴随胰岛素分泌缺乏所致。2型糖尿病的基本特征是身体脂肪在躯干部位堆积过多（腹部肥胖或向心性肥胖）。胰岛素抵抗和向心性肥胖通常会发展为糖尿病前期。

运动可以提高人体全身组织对胰岛素的敏感性，调节糖代谢。运动提高了机体对胰岛素的敏感性，降低了对胰岛素的抵抗性，从而使机体内的胰岛素分泌量增加。由此可以看出，运动疗法能够通过增加全身的组织对胰岛素的敏感性，起到调节机体葡萄糖水平的作用，从而有效降低糖尿病患者的血糖水平。因此，运动疗法对糖尿病的防治具有重要的作用，坚持运动疗法是糖尿病患者的明智之选。

运动对2型糖尿病的防治，尤其是对其并发症的预防至关重要，是糖尿病防治策略中不可或缺的内容，有着饮食和药物不可代替的作用。

一、运动前的健康筛查与评估

糖尿病前期是以碳水化合物餐后血糖升高，葡萄糖耐量受损（IGT）和 / 或空腹血糖升高，空腹血糖受损（IFG）为特点的代谢状态。随着时间的推移，当胰岛 β 细胞胰岛素的高分泌状态减退无法抑制血糖升高时，糖尿病前期个体就有很高的风险发展为糖尿病。

糖尿病和糖尿病前期的诊断标准见表 3-3-1。糖化血红蛋白（HbAlc）可以反映过去 2~3 个月平均血糖水平，糖尿病患者的基本控制目标是＜7%。HbA1C 可作为一个附加的血液化学指标，为糖尿病患者提供长期血糖控制的信息。

表 3-3-1　糖尿病和糖尿病前期的诊断标准

正常	糖尿病前期	糖尿病
空腹血糖 ＜100mg/dl （5.5mmol/L）	IFG= 空腹血糖 100mg/dl （5.5mmol/l）～125 mg/dl （6.94mmol/l）	有症状伴随随机血糖≥200 mg/dl（11.1 mmol/l）
	IGT= 口服糖耐量试验 （OGTT）2h 血糖 140 mg/ dl（7.4mmol/l）～199 mg/ dl（1.04mmol/l）	空腹血糖≥126 mg/dl （6.99mmol/l） 口服糖耐量试验（OGTT） 2h 血糖≥200 mg/dl （11.10mmol/l）

注：IFG，空腹血糖受损（至少空腹 8h）；IGT，糖耐量受损；OGTT，口服葡萄糖耐量试验。

二、运动处方的干预作用

运动疗法在糖尿病的防治中起着很重要的作用，长期有规律、科学的运动，配合合理的饮食治疗及药物治疗等，能够使糖尿病的治疗效果达到最好水平。运动疗法对糖尿病最大的作用体现在调节糖尿病患者机体对葡萄糖的代谢功能上。运动能够使患者全身的组织增加对葡萄糖的利用量，从而在不同程度上降低血糖水平，进而有效控制糖尿病。2 型糖尿病患者和糖尿病前期人群规律运动的好处包括：改善糖耐量、提高胰岛素水平。

（一）运动能降低糖尿病患者的血糖

　　中等强度的运动的降糖作用可以维持 12～17 个小时。美国运动医学学会和美国糖尿病协会推荐 2 型糖尿病患者进行中等强度以上的运动，以此可以控制和降低血糖水平。

◎ 糖尿病患者长期坚持量化运动处方，可以有效地控制患者的血糖水平，降低糖化血红蛋白，从而提高患者的生活质量。

◎ 4 个月的运动治疗，可使得无论是患者的空腹血糖还是餐后血糖、体重，以及胆固醇、甘油三酯较治疗前均有明显的下降。

◎ 长期中低强度有氧功率自行车运动可以改善患者的糖代谢、脂代谢和 BMI 等。并且，在有效的时间内运动，随运动时间延长，血糖降低，高血糖和血糖漂移现象可得到有效的控制。

（二）运动可以降低血脂

　　2 型糖尿病患者中有部分人合并存在肥胖问题，存在脂代谢的异常。长期运动可以减少 2 型糖尿病患者身体里脂肪的堆积，降低体重，改善胰岛素的抵抗。此外，运动可以改善血管的收缩功能，减少患冠心病的风险，增加心肺的适应能力，从而降低糖尿病患者合并心血管疾病发生的危险。

（三）运动增加胰岛素的敏感性

　　2 型糖尿病主要是胰岛素不能正常发挥作用的结果，各种治疗方法也在致力缓解胰岛素抵抗并发挥正常功能。研究表明，有氧运动能够改善胰岛素的结合能力，主要表现在胰岛素低亲和力受体亲和常数有效地降低，高亲和力受体容积也出现减少，胰岛素的敏感性增加，整体表现为运动后患者的胰岛素抵抗现象明显改善。

（四）运动减少年龄对糖尿病的影响

　　2 型糖尿病患者的另一个主要的危险因素就是年龄。随着年龄的增长，机体活动所消耗的能量减少，葡萄糖的氧化利用也随之减少，同时胰岛细胞对摄入的葡萄糖的反应能力减弱，导致胰岛素分泌减少，最终的结果就是体内的葡萄糖含量逐渐增加。运动能够增加外周肌肉对葡萄糖的代谢利用，并且提高对葡萄糖刺激的反应能力，同时，运动也对身体的其他器官、系统起到协调的作用，缓解机体细胞老化的过程，从而提高人们的生活质量。

三、制订糖尿病患者个体化运动处方

第一，了解病情，排除运动禁忌证；
第二，评估当前身体活动和运动水平，以及肌肉耐力和力量；
第三，合理设定运动强度和运动量；
第四，个体化选择运动方式；
第五，循序渐进，及时调整运动处方。

（一）了解病情，排除运动禁忌证

1. 询问病史和体力活动现状

2. 禁忌证

实施运动疗法前首先应排除糖尿病严重急慢性并发症和运动禁忌证者，前者包括糖尿病足，酮症酸中毒，严重的心、肾、眼底、神经肌肉病变，频发低血糖等；后者包括急性感染、高热、活动性肺结核、中毒、心力衰竭、关节病变等。

3. 适应证

无明显高血糖和严重并发症的 2 型糖尿病患者；糖耐量减低者稳定的 1 型糖尿病稳定期的妊娠糖尿病。

（二）运动前的检查与评估

1. 体格检查（一般性检查）

体格检查包括身高、体重、腰围和臀围，安静时候的血压和心率以及足背动脉搏动情况。

2. 化验检查

化验检查包括 FPG（空腹血糖）、餐后 2h 血糖、OGTT（口服葡萄糖耐量试验）、HbA1c（糖化血红蛋白）、TG（甘油三酯）、TC（总胆固醇）、LDL-C（低密度脂蛋白胆固醇）、HDL-C（高密度脂蛋白胆固醇）、肝肾功能及尿常规。

3. 特殊检查

特殊检查主要包括眼底检查和糖尿病足及关节功能相关检查。

4. 心肺功能评估

5. 根据运动试验制订运动处方

（1）根据个体在运动心肺试验中的各种反应，决定是做进一步的医务处理还是开始制订运动处方计划。

（2）确定靶心率的范围以及在此范围内所选活动的梅脱强度。

（3）确定要达到控制血糖或减重等目的所需要的活动持续时间和运动频率。

（4）建议参与活动的对象，是在医务监督下进行的运动计划，还是不需要医务监督的运动计划；是选择小组活动还是个体活动等。

（5）个体达到靶心率时所要求的梅脱水平的多种活动，同时要考虑各种环境条件和参与对象的身体条件。

6. 运动处方的选择

可选择的运动处方包括单独进行运动、小组运动、健身俱乐部或临床治疗等。力量练习又称为抗阻练习，主要是肌肉通过肌力对抗外界的阻力来完成运动。

糖尿病患者的力量练习能够改善胰岛素的敏感性，提高机体对葡萄糖的耐受能力。有研究表明，老年人中未受过训练的 2 型糖尿病患者进行肌肉力量的练习，增加肌肉的能力，包括肌肉力量、耐力和爆发力，改善机体成分，可能比有氧训练更能有效地提高其对葡萄糖的耐受能力。一定强度的力量训练能够促进蛋白质的合成，并且对需要低蛋白膳食的患者更有益。力量训练还能够改善肌腱和韧带的功能，增加稳定性、平衡能力和协调性，防止运动中的损伤。

四、适宜的运动

（一）有氧运动

长期中等强度的有氧运动常作为 2 型糖尿病患者的主要运动形式。要求糖尿病患者每次锻炼的时间不少于 30min，每周坚持 3～5 次。由于单次运动对胰岛素敏感性的影响只持续 24～72 个小时，推荐有氧运动的间隔时间不超过两天，通过反复的以有氧运动为主的运动，可以产生肌肉和心血管适应，增强和改善心肺功能，预防骨质疏松，调节心理和精神状态，改善机体代谢状况，也是正常人健身的主要运动方式。

（二）力量练习

急性大强度运动是指较剧烈的运动，运动强度较大，实验证明急性大强度运动是不利于糖尿病病情控制的。越来越多的研究指出，2 型糖尿病患者的运动应该将有氧运动和抗阻运动相结合，前者能够提高患者的有氧适应能力，后者可以改善肌肉的代谢和力量，尤其适用于老年糖尿病患者。有氧运动和抗阻训练是糖尿病患者运动疗法治疗的有效手段，将两者的优点结合起来，改善血糖水平并且提高运动能力，达到事半功倍的效果。

（三）合理运动

适量运动的表现是运动过后呼吸频率略增加，但并不影响正常对话，心率在运动后 5min 内恢复到运动前水平，运动后感觉到轻松愉快，第二天体力充沛，还有运动的欲望，这是运动量合适的表现。

简单地判断有氧运动是否过量：大量出汗、呼吸困难、表情痛苦、胸闷、恶心、眩晕、心动过速或意识恍惚等，心率在运动后 15min 时还没有恢复到运动前水平，出现这些表现和症状，则预示运动量过大，应立即停止运动，补充适量的电解质和葡萄糖。

判断力量训练是否过量的简单方法：出现肌肉疼痛和酸胀，正常情况下 1~2 天会逐渐消失，若到第 4 天、第 5 天或是下次运动时还有明显的酸痛，也表示运动量过大，持续的慢性疼痛需要咨询医生。

如果运动后没有任何感觉，不发热也不出汗，脉搏没有明显的变化，在 2min 内恢复到运动前水平，这是运动量不足的表现，需要合理地加大运动量。

五、运动处方的基本内容

（一）运动方式

糖尿病患者选择喜欢并能坚持的运动方式，是确保运动持续进行的重要因素。在通常情况下，步行是最安全的运动方式，快走对于大多数 2 型糖尿病患者来说是中等强度的活动，可作为首选。对于身体活动水平中等者，主要以有氧运动为主，包括快走、慢跑、骑自行车、游泳、太极拳、保健操、小型球类运动和日常生活活动等。运动方式可根据个体习惯及喜好进行选择，如中老年糖尿病患者适合散步、上下楼梯、打太极拳、做保健操、做轻微家务等活动；而年轻上班族则偏好于球类运动、游泳、骑自行车、跑步等。除了有氧运动之外，糖尿病患者还应参与一些中等强度（50%1-RM）至高强度（75%~80% 1-RM）的抗阻运动（表 3-3-2）。

表 3-3-2　推荐的运动项目

运动强度	运动方式
低强度	购物、散步、做操、太极拳、气功等
中等强度	快走、慢跑、骑车、爬楼梯、健身操等
中高强度	跳绳、爬山、游泳、球类、排舞等

（二）运动时间

大多数以餐后 30～60min 运动为宜，可以避免消化吸收不良和低血糖反应，一般来说，餐后 90min 进行运动降糖效果最好。

但对于使用胰岛素和口服降糖药者，应避免在胰岛素和降糖药发挥效应最大时活动（如注射胰岛素 1.5h 以后），且每天的活动时间最好相对固定。一般每天的推荐运动时间应在 30min 以上，可一次或分次完成，但有效运动的持续时间应在 10min 以上。研究发现即使一次进行短时间的体育活动（如 10min），累计 30min/ 天，也是有益的。

（三）运动强度

运动强度的大小和运动持续时间的长短直接影响到运动处方运动量的大小，运动强度是运动处方中量化的核心，直接影响着运动疗法的效果和治疗中的安全性。合适的运动强度：活动时个体的心率为 60% 最大耗氧量的中等运动强度。值得强调的是，中等强度必须结合患者具体情况而定。同一个体，随着身体活动水平的提高，相应的中等运动强度也不同。如当前体力活动水平低、活动量小的患者在开始运动时以 60～70 米 /min 的速度步行，这就是中等强度；随着体力活动水平的提高，步行速度增加至 80～100 米 /min 才能达到中等强度的要求。

（四）运动频率

美国运动医学学会（ACSM）和美国疾病控制中心（CDC）同时给出了适宜运动量的推荐值，即每次持续时间在 10min 及以上，每周运动频率应达到 5～7 次，且至少隔天 1 次，每周 3 次以上，尽量避免连续 2 天或者 2 天以上不运动。而对于体力较好的年轻人或肥胖者应坚持每天运动。此外，糖尿病患者参与抗阻运动可以选择每周 2～3 次，不应在连续的 2 天内进行。

（五）运动中的注意事项

1. 正式运动前应先做低强度热身运动 5～10min。

2. 运动过程中注意心率变化及感觉，如轻微喘息、出汗等以掌握运动强度。

3. 若出现乏力、头晕、心慌、胸闷、憋气、出虚汗以及腿痛等不适，应立即停止运动，原地休息。若休息后仍不能缓解，应及时到医院就诊。

4. 运动时要考虑患者降糖治疗因素。适当减少药量，增加碳水化合物摄入都是预防运动中和运动后低血糖的有效措施。

5. 在运动中，自主神经病变可能引起血压、心率反应迟钝、摄氧量变化、无汗症。在这种情况下，需要考虑以下几个方面的问题：由于患者不能识别低血糖的体征和症状，应注意监测低血糖反应。另外，应警惕无症状性心肌缺血的发生，如不规则的呼吸困难或背部疼痛；注意监测运动前后的血压，以控制较大强度运动引起的高血压和低血压反应。

6. 运动时要注意饮一些白开水，以补充汗液的丢失。

7. 运动即将结束时，再做 5～10min 的恢复整理运动，并逐渐使心率降至运动前水平，而不要突然停止运动。

（六）其他注意事项

1. 运动的选择应简单和安全。运动的时间和强度相对固定，切忌运动量忽大忽小。

2. 注射胰岛素的患者，运动前最好将胰岛素注射在身体的非运动区，因为肢体的活动使胰岛素吸收加快、作用加强，易发生低血糖。

3. 为了预防运动诱发的低血糖，运动前应根据血糖水平和运动强度调整碳水化合物的摄入量或药物剂量。

4. 使用胰岛素泵的 1 型糖尿病患者，随运动时间和运动强度的变化其运动中的胰岛素给药减少或停止。持续到运动后 12 天均减少胰岛素给药率，可以避免低血糖。

5. 有条件者最好在运动前和运动后各测一次血糖，尤其是刚开始和修订运动计划时，以掌握运动强度与血糖变化的规律，还应重视运动后的迟发低血糖。

6. 对于伴有外周神经病变的糖尿病患者应采取正确的足部防护措施，预防足部溃疡。脚要保持干燥，使用硅胶或空气夹层鞋垫，穿浅色的质地较厚的袜子。运动后仔细检查双脚，如发现红肿、青紫、水疱、血疱、感染等，应及时请专业人员协助处理。

7. 身体状况欠佳，如睡眠不足、疲劳和生病时，可暂停运动。

8. 体力活动和口服降糖药物的潜在交互作用还缺乏有效的研究，尚不清楚。故在口服药物并进行规律运动时，额外进行血糖监测来评估药物剂量是否需要改变。

9. 由于大多数糖尿病患者在冷环境和热环境中体温调节机能受损，要确保有专门的措施来应对；冬季注意保暖。此外由于多尿引起的脱水，夏季高血糖的患者中暑的危险性增加，应更加频繁地监测中暑相关症状和体征，注意热环境中的补水原则。

10. 结伴运动或在医务监督下进行运动，可以减少低血糖相关问题的危险。

11. 有非增生型和增生型糖尿病性视网膜病变的患者，应该避免较大强度有氧运动和抗阻训练。

六、各类型糖尿病患者的运动处方原则

（一）I 型糖尿病的运动处方

对于病情稳定、空腹血糖控制在 11.1mmol/l 以下，或在应用胰岛素治疗病情稳定后，且无酮症及酸中毒等急性并发症时，可选择适当运动。

1. 运动项目

选择无负重的有氧运动为主，避免做举重和憋气的练习。

（1）游泳：准备活动 5~10min，可以选择岸上的徒手拉伸运动，例如，伸展上肢、压腿等练习；也可以选择浅水中的快走、划臂竞走等进行

准备热身，使心肺适应逐渐递增的运动强度。选择连续游泳 20～40min，也可以选择单次 10min、间歇 2～3min，连续完成 3～4 组的方式。每周 4～6 次。

（2）快步走：自然环境或跑台、椭圆机上进行都可以。快步走的速度每小时 4～4.5 千米。也可选择"快—慢—快"的方式进行。如慢走 5～10min，快走 20～30min，再慢走 5～10min，用时 30～40min。每周 4～6 次。

（3）自行车或功率自行车：可选择在自然环境进行自行车运动或者在室内进行功率车运动。每小时 8～10 千米的速度，用时 30～40min。每周 4～6 次。

2. 运动强度与运动量

选择低（轻度）、中等的运动强度（表 3-3-3）：每天 20～60min。

表 3-3-3　运动强度与运动量对应表

强度	最大耗氧量（VO_{2max}）	最大心率（220- 年龄）	运动自觉量表（RPE）（分数 620）
非常轻	<20	<35	<10
轻度	20～39	35～54	10～11
中度	40～59	55～69	12～13
高强度	60～84	70～89	14～16
非常强	>85	>90	17～19
极限	100	100	20

3. 注意事项

（1）应进行次级强度的运动试验，根据试验中的血压反应、心率和运动自觉疲劳量表（RPE）确定运动强度。尽量选择无负重的运动形式。

（2）1 型糖尿病患者应该补充较多的水分，参加运动时随身携带一些含糖食物以及疾病身份卡。以参加群体运动较为合适，即运动时应有人陪伴，以免发生意外时失去救治机会。

（3）运动前，如果血糖浓度低于 4.4～5.6mmol/l，则要增加糖的摄入量；如果血糖浓度超过 13.9mmol/l，则要等其下降至 13.9mmol/l 以下再进行运动。

（4）不要在胰岛素作用的高峰期运动。胰岛素要注射在不运动的肌肉中，且量要相对减少。

（5）在运动恢复期要适当摄入一定量的碳水化合物，以免血糖过低。

（二）2 型糖尿病的运动处方

2 型糖尿病通常发生在 40 周岁以上的人群中，这些患者通常伴有一些冠心病的危险因素，如高血压、高血脂和肥胖。流行病学研究表明，2 型糖尿病与缺乏运动、体适能差和肥胖有关。因此，在进行运动计划前要进行体适能测试。与 1 型糖尿病不同的是，2 型糖尿病患者无须在运动一开始就控制血糖浓度，运动的目的是减轻体重的同时控制血糖。无严重并发症及餐后血糖在 16.7mmol/l 以下，尤其是体形肥胖的 2 型糖尿病患者，常常仍有一定水平的胰岛素分泌且伴有不同程度的胰岛素抵抗，运动可促进肌肉组织对葡萄糖的摄取与利用，抑制肝脏葡萄糖输出，同时可增加胰岛素的敏感性，减少胰岛素抵抗，是运动的最佳适应证。运动与饮食相结合可以减少或消除 2 型糖尿病患者对胰岛素或口服降糖药物的需求。

1. 运动项目

有氧运动、生活中的运动及抗阻练习都可以对 2 型糖尿病的控制起到一定的效果。

（1）生活中的运动。包括走路、购物、园艺、骑车上班或爬楼梯等。如果平时没有场地和条件运动，每天可以选择多进行家务劳动，累计 1 小时以上。这些体力活动也能起到不错的运动效果。

（2）有氧运动。常见的有氧运动有快走、慢跑、游泳、骑自行车、健身操和球类运动等。一般来说，有氧运动 30min 以内所消耗的热量都是由身体内的血糖和肌肉来提供的，30min 以后才由脂肪分解来提供能量，故有氧运动 40min 以上可以消耗一部分脂肪，而小于 30min 则减脂效果不明显。对于 2 型糖尿病合并肥胖的患者可以选择 5min 的快走或者慢跑热身，然后进行 40～60min 的有氧运动，加 10min 的肌肉拉伸放松是一个不错的搭配方式（表 3-3-4）。

表 3-3-4　运动强度与运动方式对应表

运动强度	运动方式	时间 / min	消耗能量 / 千卡
最轻运动	散步、购物、家务	30	90
轻度运动	太极拳、体操	20	90
中度运动	快走、慢跑、骑车、爬楼梯、健身操	10	90
高强度运动	跳绳、游泳、登山、球类、舞蹈	5	90

（3）抗阻运动。抗阻运动是在运动过程中针对某肌群增加了一定的阻力（包括自身重量或外来负荷），是 2 型糖尿病患者的主要运动类型之一。在日常生活中，患者可以利用哑铃、弹力带和装满沙子或水的矿泉水瓶来进行抗阻运动。

糖尿病患者进行的抗阻运动应该针对大肌群，如上肢的二头肌和肱三头肌；胸背部的胸大肌、背阔肌、前锯肌和菱形肌等，臀部和下肢的臀大肌、股四头肌、小腿三头肌等。

合理而科学的抗阻训练应包括多关节的混合运动，如卧推、肩上推举、臂屈伸、负重下蹲等。在进行抗阻运动前，应对目前肌肉力量和耐力进行评估，最好是在测试室测量目标肌群 1-RM，即针对某肌群一次能举起的最大重量，然后按中等强度（50%1-RM）进行运动。如某人的 1-RM 为 50kg，那么选择的阻力负荷为 25kg。

抗阻运动的强度与每组运动的重复次数负相关，因此也可根据抗阻运动中 1 组动作重复的次数确定强度。一般一组动作重复 8～15 次感到疲劳，注意不是力竭，即相当于中等强度。抗阻运动量取决于动作数量、每一组动作重复次数和组数及运动频率。一般而言，每次应选择 5～10 个动作，涉及不同的肌群，每个动作重复 10～15 次，完成 3 组，即每个动作（10～15 次）×3，随着肌肉力量和耐力的增加，逐渐增加负荷至每次重复 8～10 组。对于大多数的 2 型糖尿病患者而言，有氧运动与抗阻练习的结合是较好的选择。

2. 运动强度和运动量

美国运动医学学会报道 2 型糖尿病患者的运动能力通常低于非糖尿病的个体，因此在确定运动强度时，原则上要求年龄 >40 岁，病程 >10 年、有心血管病症状与体征的糖尿病患者应当通过运动试验获得目标强度。实践中，通常用靶心率作为运动强度的指标，一般取运动试验中最高心率的 60%～80% 作为靶心率。如果没有条件做运动试验，可按公式计算靶心率：靶心率 = 安静心率 +50% 安静心率。另外，有条件者也可考虑使用代谢当量和主观用力计分法来计算运动强度。建议开始训练时的运动强度应在一个较为舒适的水平并且应该随耐力的提高逐步增加。2 型糖尿病患者每周应至少参加 150min 的中等强度（40%～60%VO_{2max}）至高强度（>60% VO_{2max}）有氧运动，如果要取得更大的效果，则需要时间更长。并至少分配到 3 天中进行，但不能连续 2 天以上不运动，即相邻 2 次运动时间的间隔不超过 2 天。除了有氧运动锻炼，2 型糖尿病患者应参加中等强度（50%1-RM）至高强度（75%～80%1-RM）的运动。抗阻运动，每周至少 2 次，最好 3 次，不应在连续的 2 天内进行。

3. 注意事项

在制订运动处方时，对于 2 型糖尿病患者群应注意以下几点。

（1）对于过度肥胖和体质较差者，在运动的开始阶段强度要小一些，坚持每天运动同样有助于 2 型糖尿病患者增加机体对胰岛素的敏感性。

（2）在运动的同时还要很好地控制饮食。饮食以脂肪和高碳水化合物为主，在获得足够营养（包括蛋白质、维生素和矿物质等）的同时控制体重增长和血脂升高。

（3）运动前最佳血糖水平应为 6.7～10mmol/l，大都以餐后 1h 运动为宜。

（4）若使用胰岛素或口服降糖药，则应于运动前、运动期间及运动后测量血糖水平。

（5）在进行抗阻运动时，应特别注意负荷适当，不过大或过小，动作规范。此外，应注意在完成动作的同时，保持正确呼吸，举起（肌肉用力）时呼气，放下时（肌肉放松）吸气。

（三）肥胖患者的降糖方案

肥胖者更容易发生糖尿病，因为脂肪细胞对胰岛素一点也不敏感，应该选择强度低一点可以维持更长时间的运动项目，这样最有利于消耗脂肪。

1. 准备活动要做好

糖尿病患者在进行体育运动之前，首先要做的一件事就是准备活动。因为，突然开始运动或是骤然结束运动都容易损伤身体。在正式运动前做15min 左右的热身运动，使全身肌肉活动起来，对避免肌肉拉伤是十分有利的。例如，在跑步或快走前先做一些伸腰、踢腿的动作，再慢走 10min，使身体活动起来。在运动快要结束的时候还要注意的是，不要骤然停止活动，运动之后最好再做 10min 左右的恢复运动。例如，慢跑半个小时后，可以逐渐变为快走、慢走，逐渐放慢脚步，然后伸伸腰、压压腿，最后再坐下来休息。

糖尿病患者运动时间最好选在饭后 1～2h，连续 30min，效果最好。

2. 循序渐进，量力而行

糖尿病患者在进行体育活动时应遵守循序渐进的原则，运动量要由小到大。运动时间由短到长，动作由易到难。在开始时，可以先保持短时间运动，一般为 5～10min，然后再逐渐增加时间至 20～30min。一般在 1～2个月内逐渐将运动时间从 5～10min 延长到 20～30min。运动量要保持适度，而不是盲目地追求运动的时间和强度，否则就可能适得其反。

当身体不适或是天气不好的时候，可以暂时停止运动或是将运动移到室内进行。总之，运动要量力而行，以舒适为度。

3. 坚持锻炼，持之以恒

糖尿病患者在身体不适或是天气不好时可适当地选择休息或是进行其他活动，但是这并不意味着在采用运动疗法时可以随时中断。运动疗法要想取得一定的效果，必须遵守长期坚持的原则，绝不能三天打鱼两天晒网。只有坚持下去才能达到降糖、降脂、降血压的效果，从而达到治疗糖尿病的目的。

4. 配合治疗效果更好

长期坚持运动疗法能起到治疗糖尿病的功效，但也不能过分依赖运动疗法，毕竟它不是万能的，也不是唯一有效的方法。只有将运动疗法、饮食和药物治疗等方法相结合，才能收到理想的效果。需要注意的是，当糖尿病患者在进行一段时间的运动之后，血糖会有所下降，此时患者往往会误认为是达到了治疗效果，从而放松了对饮食的控制，或是患者随意地减少药物的用量甚至停药，这样会导致运动疗法的功效殆尽，之前的努力也会前功尽弃，甚至会引起病情的进一步恶化。

七、运动推介——弹力带

（一）大步挥臂走

运动降血糖方案

开始步行，每天半小时，以后逐渐增加到每天 1 小时，可分早晚两次进行。

走跑交替：步行和慢跑交替，常用于体力不足者，步行 30 秒后跑 20 秒交替进行，并逐渐缩短步行时间，延长慢跑时间。

室内运动：适合于后期有多种合并症的患者，或身体比较虚弱者以及住院患者。

蹲下起立：开始时，每次做 15～20 次，以后可增加至 100 次。

仰卧起坐：开始时，每次做 5 个，以后逐渐增加至 20～50 个。

床上运动：分别运动上肢、下肢，做抬起放下，左右分开等动作。对卧床患者较为适合。

让全身更多的肌肉参与运动，"耗糖效果"较好，运动量也比普通步行大，而且简单安全，不需要特别的场地就可以进行，很适合糖尿病患者进行运动。

步行要求：挺直腰板，昂首挺胸，身体向上拔高；走的时候要用力挥臂，有点像"正步走"，手臂和脚协调一致，手臂肘部成90度；每走一步大腿屈膝高抬，脚步比平常稍大些，尽量增加每一步的距离，每步距离最好能达到接近1米。每次走强度达到70～100步/min，每次应该坚持20min以上，每周锻炼3～5次，有条件的可以每天锻炼。运动时机应该选择餐后60～90min，以达到最佳降糖效果和避免低血糖反应。

（二）弹力带

弹力带运动能迅速地增加我们的肌肉力量，高效燃烧体内多余脂肪，这一运动又称为弹力带普拉提斯。弹力带的优势在于，它有各种长度、各种阻力的类型，而且能自由调节阻力方向，这就使它具备了卓越显著的立体塑身效果。同时，弹力带是一种非常简单轻便的运动辅助工具，即使是非专业人士，也能依靠弹力带来提高动作的专业水准。

1. 站姿后摆腿

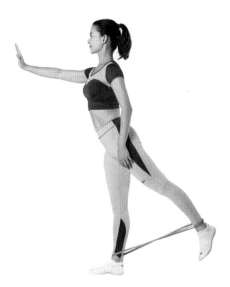

目标肌肉：
　　臀大肌
动作关键：
　　用脚踩套住弹力带，呼气把腿往往上抬起，并保持1～2秒。吸气还原。换腿做。这是发展臀大肌非常不错的一个练习（图3-3-1）。

图3-3-1　站姿后摆腿

2. 仰卧举腿、下压

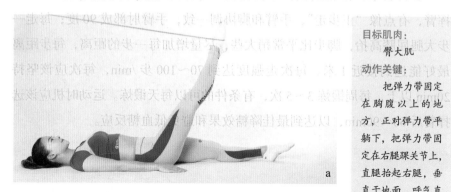

目标肌肉：

臀大肌

动作关键：

把弹力带固定在胸腹以上的地方，正对弹力带平躺下，把弹力带固定在右腿踝关节上，直腿抬起右腿，垂直于地面，呼气直腿往下伸展髋关节，将右臀部肌肉收缩，吸气还原到初始的地方。换腿练习（图3-3-2）。

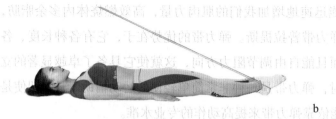

图3-3-2　仰卧举腿、下压

3. 跪姿腿后蹬

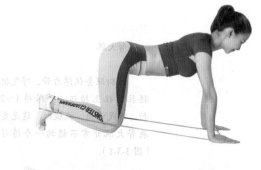

目标肌肉：

臀大肌

动作关键：

把弹力带固定在右脚上，双膝跪到垫子上，两手拿着弹力带另外两端，支撑地面。右腿屈膝，接着往后蹬伸。蹬伸的时候呼气，还原的时候吸气（图3-3-3）。

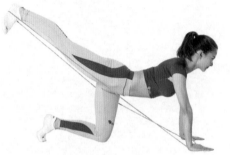

图3-3-3　跪姿腿后蹬

4. 侧跨步移动

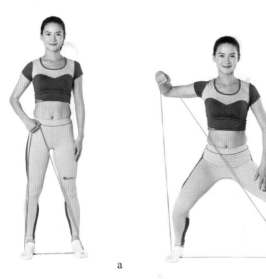

a　　　　　　　b

图 3-3-4　侧跨步移动

目标肌肉：

臀中肌，髋部外展肌群

动作关键：

把弹力带的一端固定到右脚上，左脚踩住绳，右手握弹力带。分开两脚平行站立，呼气抬右脚往侧面跨步，并同时下蹲，站起的时候同时后侧腿跟进，重复练习（图3-3-4）。

5. 站姿腿外展

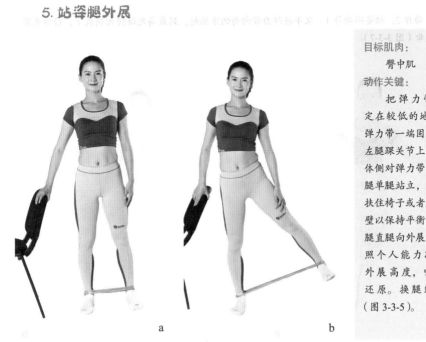

a　　　　　　　　　b

图 3-3-5　站姿腿外展

目标肌肉：

臀中肌

动作关键：

把弹力带固定在较低的地方，弹力带一端固定在左腿踝关节上，身体侧对弹力带，右腿单腿站立，右手扶住椅子或者是墙壁以保持平衡，左腿直腿向外展，按照个人能力决定外展高度，吸气还原。换腿练习（图3-3-5）。

6. 肩部肌群练习

动作1：站姿，躯干伸直稳定，脚固定弹力带。双手将弹力带向前抬起，到最高处缓慢放下，注意肘伸直不要弯曲（图3-3-6）。

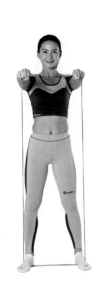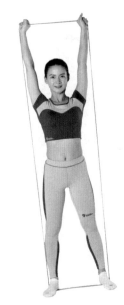

a   b

图 3-3-6　肩部肌群练习（动作1）

动作2：站姿同动作1。双手将弹力带向两侧方抬起，到最高处缓慢控制放下，肘伸直不要弯曲（图3-3-7）。

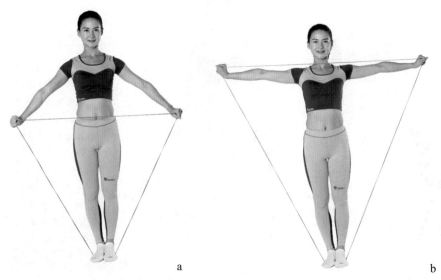

a   b

图 3-3-7　肩部肌群练习（动作2）

动作3：站姿同动作1。可单脚固定弹力带，练习过程中另一脚提起，也可以单手练习，同动作1和动作2，向前方或者侧方拉起弹力带（图3-3-8）。

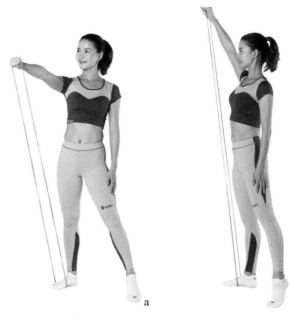

a　　　　　　　　b

图 3-3-8　肩部肌群练习（动作3）

动作4：站姿，躯干伸直稳定。前臂伸直固定弹力带，另一手臂向后拉，如拉弓射箭，两手可交换（图3-3-9）。

作用：

可加强肩部、肩胛部肌群的力量（如三角肌、斜方肌等）。

肩部力量加强可以提高上肢肩带的运动能力，预防肩带退行性衰老。

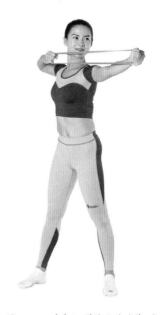

图 3-3-9　肩部肌群练习（动作4）

7. 上臂肌群练习

动作1：站姿，躯干伸直稳定，脚固定弹力带。双手持带，做屈肘运动，到最高处缓慢放下。也可以采用坐姿练习（图3-3-10）。

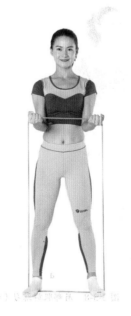
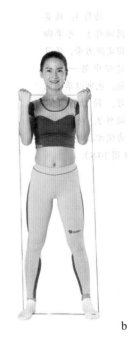

a   b

图 3-3-10　上臂肌群练习（动作1）

动作2：站姿同动作1。双手持带，向上做提拉运动，提拉到胸前，缓慢放下。也可以采用坐姿练习（图3-3-11）。

作用：

可加强上臂部以及肩部肌群的力量（如肱二头肌、三角肌等）。

上臂部力量加强可以提高上肢的屈伸运动能力。

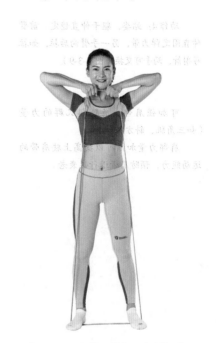

图 3-3-11　上臂肌群练习（动作2）

8. 胸背肌群练习

动作关键：

站姿，弹力带举过头后顶部，保持肘伸直，向头后方下拉，拉到最大处缓慢放回。也可在头前、头后交换做下拉练习（图3-3-12）。

作用：

可加强胸部、背部肌群的力量（如胸大肌、背阔肌等）。

胸背部力量加强可以提高胸廓、脊柱的运动和稳定能力，提高呼吸能力。

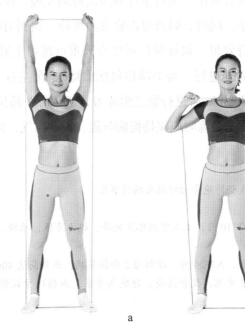

a   b

图 3-3-12 胸背肌群练习

9. 腰腹肌群练习

动作关键：

站姿，弹力带可固定在其他物体上。双手握住弹力带，身体前倾到最大位置，然后缓慢回位。注意头和身体保持在一个平面，头不要低下（图3-3-13）。

作用：

可加强腰腹部肌群的力量。

可以加强对脊柱的保护，减少腰背疼等病痛。

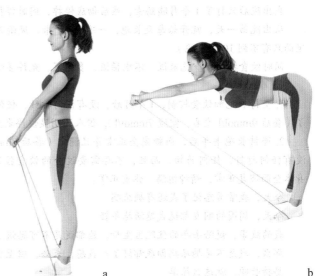

a   b

图 3-3-13 腰腹肌群练习

弹力带可徒手进行练习，也可利用场地和固定物体进行锻炼，可以锻炼到全身所有部位，实现全身各部位协调发展。拉起弹力带时要发力，然后缓慢复原，同时，肌肉也需要发力维持，达到对肌肉"一次练习双倍刺激"的健身效果。锻炼部位可以今天重点练习上肢，明天重点练习下肢，锻炼部位隔开进行。每个部位每次锻炼15次左右，肌肉略感疲惫则强度合适，间歇2min后进行第二组练习，通常每个部位练习2～3组，不要超过4组，注意锻炼时应保持挺胸收腹，不要憋气，控制好身体姿势。

实例：某位网友对跑步治疗糖尿病的经历写下如下感受

说说我坚持跑步治疗糖尿病的事儿。

第一阶段：病发

2013年10月，本人突然体重剧降、视力降低、尿频、无力、性冷淡。

第二阶段：住院治疗

病发后，入院检查，诊断为2型糖尿病，血糖高达40mmol/l，马上紧急住院。住院2星期，饮食清淡，挂胰岛素泵，血糖终于控制到12mmol/l左右（餐后两小时）。

第三阶段：出院治疗

出院后谨遵医嘱，每天两次注射胰岛素笔，加口服药，控制饮食。

第四阶段：自救

我不完全相信药物，我更相信人体自身免疫力。

我出院后只打了1个月胰岛素，然后彻底停掉，同时停掉其他一切药物。

从出院第一天，就开始每天长跑，一次5.2千米，风雨无阻，坚持至今（一年里面只有不到10天没跑）。

同时饮食控制，少吃米饭、不吃稀饭、多吃菜、允许多吃肉。

自救成果：

1. 坚持长跑加饮食控制，1个月后，没有任何打针、任何药物，血糖基本正常了（餐后9mmol/l左右，空腹7mmol/l），但人还明显憔悴乏力。

2. 坚持长跑半年后，血糖完全正常并且稳定（餐后8mmol/l，空腹6mmol/l），没有任何打针、任何药物，而且，不再需要过分的饮食控制，主食一般不多吃。身体全面恢复正常，精神饱满、体重正常。

今天，我常常忘记了我还有糖尿病。

今天，周围的朋友都说我越活越年轻。

我的故事，说给去年的住院医生听，她都说是不可思议。

那么，我是不是糖尿病彻底都好了？我想，未必，但至少是高度控制了。

坚持长跑，就这么简单。

坚持长跑，刮风下雨也要坚持……

第四章　"健心脑"运动处方

一、运动对心脑血管健康的益处

现代医学研究表明，运动能够起到增强迷走神经的作用，降低肾上腺素水平，使血管的扩张能力增加，降低外周阻力，从而达到一定的降压作用。同时运动还可以改善糖耐量，增加胰岛素的敏感性，增强分泌量，达到有效辅助降低血糖的治疗目的。运动还可以加速内外源性的中性脂肪代谢，从而加速 HDL 将胆固醇运输到肝脏，加大胆固醇氧化及清除，从而起到降低血脂水平的作用。目前很多研究表明，相对合理而又有针对性的运动处方能够有效预防和辅助治疗老年性心脑血管疾病。但在实施过程中应注意及时对患者的身体情况进行跟踪检查，并辅助相应的处方调整，以增加其安全性与针对性。

运动的健康益处

增加心脏每搏量；

增强骨骼肌线粒体酶活性；

毛细血管床增大及氧利用能力增强；

亚级量运动时心搏数减少；

血及尿中儿茶酚胺浓度降低；

血中乳酸浓度减少，伴无氧代谢阈值增加；

改善高血压；

高密度脂蛋白增多，糖耐量增加，脂肪减少和抑郁改善。

运动不仅有助于保持健康体重，还能够降低患高血压、冠心病、脑卒中、非胰岛素依赖型糖尿病、结肠癌、乳腺癌和骨质疏松症等慢性疾病的风险，同时还有助于调节心理平衡，有效消除压力，缓解抑郁和焦虑症状，改善睡眠；运动可以维持或增加心肌氧的供应，预防或延缓冠状动脉硬化的进展，增加冠状动脉直径和侧支循环，直接改善心肌的血液灌注。运动可使心肌的氧耗量下降；运动还能增加休息和运动时的脉搏输出量，增加心肌收缩力，从而增加心肌的功能。另外，运动还可以改善心功能、降低血压、延缓动脉粥样硬化斑块的形成、增强抗动脉粥样硬化的能力、防止血栓形成。

同时，对已患心脑血管疾病的患者进行有氧康复运动治疗，可降低病死率，改善心功能，提高生活质量。因此在心脑血管疾病的预防中具有重要地位。

二、心血管疾病患者的运动处方

（一）运动项目

有氧运动的推荐形式包括慢跑及步行，这些运动可以很好地锻炼心脏功能。患者可以按照规定的运动量，由步行开始，循序渐进地提高行进速度。此外还可选择其他提高耐力的运动项目，例如，游泳、登山、骑行等，也可以采用中国传统的运动如太极，选择持续或间歇的方式进行训练。抗阻运动、柔韧性运动以及其他类型运动，例如平衡性运动，可以帮助患者在日常活动和其他活动中保持身体稳定性，避免因跌倒而发生损伤。

（二）运动强度

运动训练应该维持每天最少30min、一周最少5天，运动强度可采用中等强度（靶心率为60%～75%最大心率或者Borg评分12～14分）。

（三）运动频率

每周至少有 5 天进行 30～60min 适当强度的体力活动，如快步走等。力量性锻炼的运动频率一般为隔日练习 1 次。伸展运动如坚持每天练习则会取得最好的锻炼效果。随时注意调整运动量，以免造成运动疲劳。

（四）运动时间

心血管疾病患者宜采用小强度、长时间的运动处方。以往研究表明，每次在心脏功能达到靶心率的状态下，持续运动 15～20min，才会有效改善心肺功能以及关节、肌肉状态，同时对人体机能改善产生良好影响。目前推荐 30～60min，包括 5～10min 的热身和整理运动。2007 年 WHO 发布的《心血管病危险因素评价和处理指南》强烈建议每日至少进行 30min中度体力活动（如快步走等）。应在数周到一个月的周期运动后再逐渐增加频率、时间和运动强度。

针对体力衰弱的慢性心力衰竭患者，建议延长热身运动时间，通常为10～15min，真正按照运动强度实行的运动时间需在 20min 以上。

另外，对心脑血管疾病、高血压患者和中老年人来说应该注意锻炼时间的选择。在白天进行锻炼的潜在危险要比在清晨锻炼时小得多，其实，清晨并不是进行运动的最佳时间。上午 6 点至 9 点容易发生心脑血管意外。总之，早晨并不是最适合运动的时间。一天中，下午 5 点至 7 点是最适合运动的时间。

（五）注意事项

1. 心血管疾病患者无论年龄大小，进行运动锻炼前，应进行一次全面体格检查，对于合并严重的心、肺、脑、肾等并发症者，应禁止运动锻炼。

2. 适当延长热身和运动恢复期的时间，增加总能耗，还因为降压药物（如 β 受体阻滞剂、钙通道阻滞剂和血管扩张药）在停止运动时可能引起低血压。

3. 运动锻炼应循序渐进，从小运动量开始逐步增加，同时密切观察血压的变化，及时调整运动方案。高血压合并冠心病时活动强度应偏小。

4. 锻炼一段时间（6～8周）后，运动耐力有所改善，这时无论运动强度还是运动时间均应逐渐加强，但必须循序渐进。一般情况下，运动进展可分为3个阶段：初级阶段、进展阶段和保持阶段。

5. 叮嘱患者及时补充液体，特别在炎热环境中运动，有些降压药物如β受体阻滞剂或是利尿剂会影响患者的散热能力。

6. 在执行运动计划时请遵医嘱服药。

7. 适当延长热身及训练后的整理运动时间。

8. 在运动的过程中，为防止意外或危险，应有家人或者朋友陪同。

9. 运动中出现心慌、胸闷、头晕，请确保与家人或朋友联系。

10. 锻炼要持之以恒，如停止锻炼，效果会在2周内有所体现。

11. 不要轻易撤除药物治疗，特别是高血压2级以上的患者。不排斥药物治疗，但运动时应考虑药物对血管反应的影响。

三、力量训练的运动处方

早期进行抗阻力量训练的重点是给肌肉、骨骼适应的时间以减少肌肉过度疼痛和损伤的可能性。抗阻运动的时期选择：经皮冠脉介入术（PCI）后至少3周，且应在连续2周有监护的有氧训练之后进行；心肌梗死或冠状动脉搭桥术（CABG）后至少5周，且应在连续4周有监护的有氧训练之后进行，每次8～10个肌群，每周2次。

方法：哑铃或杠铃、运动器械以及弹力带。需要注意的是要求患者学会用力时呼气，放松时吸气。

传统抗阻力量训练的每项训练包括3组动作。但在初级阶段，单组和多组项目对肌肉强度的改善程度相同。因此对初始训练者，建议每周至少2天进行单一项目训练，如时间允许可增至每周3次。抗阻力量训练实际应用应包括主要肌肉群的锻炼。对心血管疾病患者，训练强度应适度降低，重复次数适当增加。一次包括8～10项综合性的训练，在15～20min

内完成，并且在充分的有氧锻炼后进行。近几年，低成本的训练方法已在大多数患者中得到应用，如弹力带、轮滑拉力器、哑铃和捆绑式沙袋等。在所有类型的抗阻力量训练中，建议参与者注意安全，预防过度训练。

（一）力量训练运动处方的实施

第一步：热身运动。包含全身大肌群的静态或动态牵伸，包含肩部肌群、肱二头肌、肱三头肌、股四头肌、腘绳肌、小腿三头肌、腰腹肌群，15～30秒/次。

第二步：全身大肌群抗阻力量训练。如坐姿上肢前推、肱二头肌屈伸抗阻训练、肱三头肌屈伸抗阻训练、下肢负重屈伸、抗阻练习、腹肌练习、俯卧屈腿抗阻练习、坐位下肢屈伸抗阻练习、腓肠肌训练等。

第三步：整体运动。包含全身大肌群的静态或动态牵伸，包含肩部肌群、肱二头肌、肱三头肌、股四头肌、腘绳肌、小腿三头肌、腰腹肌群，15～30秒/次。

（二）力量训练的注意事项

1.应在有氧运动完成后进行，保证有充分的热身。

2.使用重量器材或仪器前，要知道如何操作。

3.低速或中速的有节律的运动。

4.全关节运动时注意调整呼吸频率，用力时呼气，放松时吸气。

5.吸气时避免屏气。

6.上肢和下肢的运动交替进行，以保证运动中有充分的休息。

7.由于训练效果的特异性，抗阻训练应包含所有大肌群的运动。

8.降低阻力水平，增加重复次数。

9.近期 CABG 的患者应避免上肢 >50%MVC 的抗阻运动，直至 8～12 周胸骨完全愈合。

10.需测定不同肌群的最大力量（1-RM），然后上肢以 30%～40% 1-RM 开始，而下肢以 50%～60%1-RM 开始。

四、运动推介——健身气功八段锦

健身气功八段锦的起源可以追溯到远古时代的导引术。4000～5000年前，中原大地洪水泛滥，百姓深受雨水潮湿的侵害，筋骨多瑟缩而不达，气血多郁滞而不行。有贤能者发明了"舞"，用来摆脱这些病痛。这种祛病健身的"舞"后来就演变成导引术。导引者，导气令和，引体令柔。导引术就是通过自身的特殊锻炼方式，使机体气息流畅，骨正筋柔，可以很好地激发自身调理能力，消除病痛，增进健康，延缓衰老。

健身气功八段锦当初是由一些治病保健的单式动作发展组合起来的，因此八段锦每一式都有其独自的功效，既可选择单式或几式练习，也可以整套练习。下面就来详细介绍一下八段锦各式的健身功效。

1. 两手托天理三焦

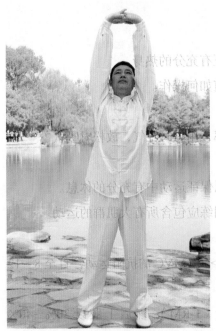

图 3-4-1 　两手托天理三焦

自然站立，两足平开，与肩同宽，含胸收腹，腰脊放松。

双手自体侧缓缓举至头顶，转掌心向上，用力向上托举，足跟随双手的托举而起落。

托举数次后，双手转掌心朝下，沿体前缓缓按至小腹，还原（图3-4-1）。

2. 左右开弓似射雕

右手向左拉至右乳平高，左手向左侧伸出，顺势打开双腿，半蹲，转头向左，视线从左手食指指尖凝视远方。

稍作停顿后，顺势将身体上起，顺势将两手收回胸前，并同时收回左腿，还原成自然站立。此为右式，左式反之。左右调换练习十数次（图3-4-2）。

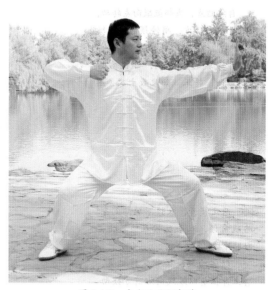

图 3-4-2　左右开弓似射雕

3. 调理脾胃单臂举

自然站立，左手缓缓举至头部上方，翻转掌心向上方，并向左方用力举托，同时右手向下按。

举按数次后，左手沿体前缓缓下落，还原至体侧。右手举按动作同左手，方向相反（图3-4-3）。

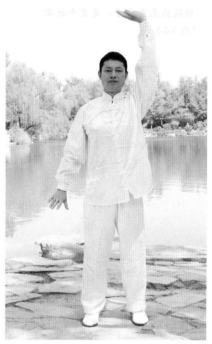

图 3-4-3　调理脾胃单臂举

4. 五劳七伤往后瞧

自然站立，头部微微向左转动，两眼目视左后方，稍停顿后，缓缓转正。

再缓缓转向右侧，目视右后方稍停顿，转正。如此数十次（图3-4-4）。

5. 摇头摆尾去心火

两足横开，双膝下蹲，上身略微前倾，双手反按在膝盖上，双肘外撑。

以腰为轴，腰背保持挺直，将上身往前以弧线向右前方摆动划弧摇转至右前方。

稍停顿后，随即向相反方向，划弧摇至左前方。反复十数次（图3-4-5）。

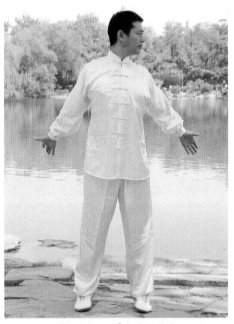

图 3-4-4　五劳七伤往后瞧

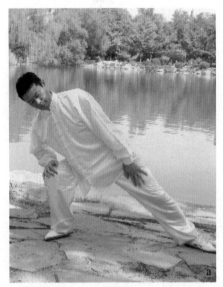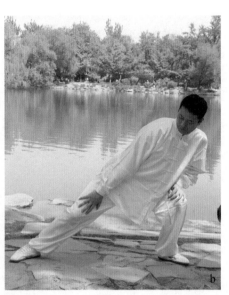

图 3-4-5　摇头摆尾去心火

6. 两手攀足固肾腰

自然站立，两臂伸直，缓缓抬起至头顶上方转掌心朝上，向上作托举，稍停顿。

两腿绷直，以腰为轴，身体前俯，双手顺势攀足，稍作停顿。

将身体缓缓直起，双手顺势起至头顶之上，两臂伸直，掌心向前，再自身体两侧缓缓下落于体侧（图 3-4-6）。

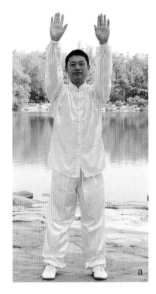
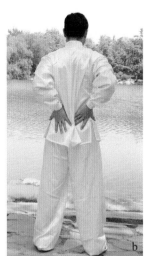
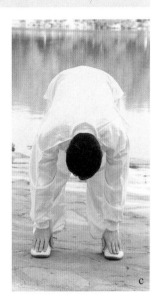

图 3-4-6　两手攀足固肾腰

7. 攒拳怒目增气力

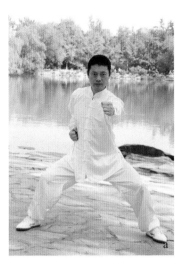
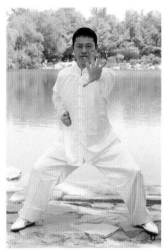

两足横开，两膝下蹲，呈"骑刀步"，双手握拳，拳眼向下。

左拳向前方击出，顺势头稍向左转，两眼通过左拳凝视远方，右拳同时后拉。

收回左拳，击出右拳，两眼通过右拳凝视远方，要领同前。反复十数次（图 3-4-7）。

图 3-4-7　攒拳怒目增气力

8. 背后七颠百病消

两足并拢，两腿直立，身体放松，两手臂自然下垂，手指并拢，掌指向前。

双手平掌下按，顺势将两脚跟向上提起，稍作停顿。将两脚跟下落着地。反复练习十数次（图3-4-8）。

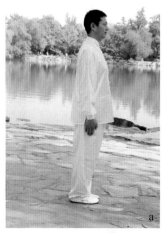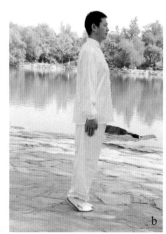

图 3-4-8　背后七颠百病消

使整个机体各部分均按"用进废退"的规律发展，促进机体的新陈代谢。同时也要参照老年性心脑血管患者的自身兴趣和爱好，以便其养成锻炼习惯并长期坚持，达到最佳的健身效果。

预防保健仍需注意以下几个方面。

1. 不宜晨练

因为睡眠时，人体各神经系统处于抑制状态，活力不足，晨起时突然大幅度锻炼，神经兴奋性突然增高，极易诱发心脑血管疾病。冬季尤其应该注意这个问题。

2. 进补适度

我国民间素有冬季进补的习惯，冬季人们运动本来就少。加之大量进补热性食物和滋补药酒，很容易造成血脂增高，诱发心脑血管疾病，因此冬季进补一定要根据个人的体质进行。

3. 心态平衡

情绪激动是心脑血管疾病的大忌，冠心病、高血脂患者尤其要放宽胸怀，不要让情绪起伏太大。

4. 适当运动

心脑血管疾病患者不是不能运动，而是要适当运动，运动量减少也会造成血流缓慢，血脂升高。要合理安排运动时间和控制好运动量。冬季要等太阳升起来之后再去锻炼，此时，温度回升，可避免机体突然受到寒冷刺激而发病。

5. 戒烟限酒

长期吸烟酗酒可干扰血脂代谢，使血脂升高。

6. 控制血压、血糖

可先采取非药物措施，如控制体重，合理饮食（低盐、低脂、清淡）和适量的运动，如果无效再采取药物治疗。

案例

部门主任郭女士，工作认真，脾气火暴，爱争强好胜，年龄45岁，身高158厘米，体重65千克，体检中查出血液里"甘油三酯"数值高达800mmol/l以上，医生告知她这个指数值非常危险，这样很容易引起心脑血管的严重病变。郭女士于是下定决心通过运动和调整心态来改善身体状况。考虑到生活和工作中的时间安排，制订如下运动处方。

	运动内容
周一	瑜伽运动30min
周三	中午12:00在单位健身房骑动感单车，25～35min，速度15千米/小时，小哑铃的扩胸运动慢速20次
周五	下班快走回家（5千米），约1小时
周日	晚上7点，参加附近公园广场舞练习1个小时

第五章 "管体重"运动处方

肥胖症是一种由多因素引起的慢性代谢性疾病。超重和肥胖会加重身体各器官的负担，可引起腰痛、关节痛、消化不良、气喘等不良反应，此外，它们还是高血压、糖尿病、心脑血管疾病、慢性肾脏病及社会心理障碍等发生发展的危险因素。1997 年世界卫生组织将肥胖明确为一种疾病。

肥胖超重主要是由于能量摄入和能量消耗不平衡造成的，因此体育运动和控制饮食对减轻体重至关重要。运动促进能量消耗，引起糖元大量分解，减少脂肪存积；对控制体重和防止肥胖很有帮助。研究表明，减轻体重可以使血压、血糖、血清胆固醇、甘油三酯、胰岛素水平以及血清尿酸下降，保持身体的健康。但通过调查显示，成年居民参加体育运动的现状不容乐观，每周锻炼人数仅占 25.69%，并且有许多人是由于胖才去锻炼，减肥成为锻炼的目的。并且女性参与锻炼率低于男性。同样支持这一结论的还有，就不同人群每周锻炼次数的结果分析，越胖的人参加锻炼的次数越多，说明人们是由于超重肥胖后才有意去参加运动的；并且通过对超重、向心性肥胖人群是否控制体重关系的分析，也说明在这些肥胖群体中大多数人采取过减重措施。

国家统计局和国家卫生健康委的数据显示，近年来我国超重率和肥胖率均不断上升。造成该现象的原因有很多，如先天方面有遗传因素，后天方面有运动量不足、饮食不均衡和医疗用药等因素。不管怎么样，在制订尚未达到超重和肥胖的体重管理方面的运动处方时，最主要的还是两个方面：迈开腿、管住嘴。

一、评价肥胖的指标

体重指数（BMI=kg/m²）是用于衡量整体肥胖的指标。目前 WHO 的分类标准以 BMI 为 25.0～29.9kg/m² 为超重，BMI＞30kg/m² 为肥胖，而我们国家成年人超重指标为 28kg/m²＞BMI≥24kg/m²，肥胖为 BMI≥28kg/m²。

腰围（waistcircumference，WC）是用来衡量脂肪蓄积，即向心性肥胖的指标。向心性肥胖以男性 WC≥85cm，女性 WC≥80cm 为标准。

锻炼是指最近 1 年里，如散步、慢跑、扭秧歌、打太极拳等中轻度锻炼和快跑、打球这类的剧烈运动。锻炼率是指不同人群中参加中轻度和剧烈运动的人所占相应组别的比率。

二、运动目标

对于超重和肥胖风险人群，通过运动干预方法锻炼，能够有效地减肥，改善超重肥胖者的身体形态，提高其心血管机能。

运动处方的主要目标为：①减肥。防止身体合成过多身体不需要的脂肪，加速脂肪在人体的分解代谢过程，减少脂肪的身体储存量。②改善心脏功能和代谢，增强肺活量，促进血液循环。

三、运动内容或方式

对超重肥胖患者进行运动减肥干预时，必须选择适宜的运动项目，无剧烈竞争的项目，容易控制运动强度且无任何危险性。大量研究认为，采取大肌肉群参与的动力型、节律性的有氧运动有助于维持机体能量平衡，增强耐力并有利于减肥。有氧运动项目众多，如慢跑、自行车、游泳、健美操、爬山、爬楼梯、交谊舞、各种球类活动等。

四、运动量安排

运动初期，对于有氧（耐力性）运动，可保持每周 3～5 天，每天 30min 以上的中等运动强度，其中 30min 不包括运动的热身活动和运动后的整理活动；对于力量性运动，每周 5～7 次，每次做 4～6 组，组间间隔 30～60 秒。当坚持一段时间自己能够接受并适应该强度时，可适当性地增加运动量，直至较大运动强度。

（一）运动强度

运动强度是进行运动干预锻炼的一个重要因素。它决定了运动时动用脂肪的效率，决定了运动中的风险系数。运动强度适中，则会产生预想的效果。运动强度不当，则会影响干预效果甚至造成运动伤害。

（二）运动持续时间和频率

美国运动医学学会（American College of Sports Medicine，ACSM）对减肥人群提出的建议是每周进行 5 次中等到大强度运动，每次运动时间至少 30min 以上，每周总的运动时间不少于 150min，或者每周进行中等强度运动时间不少于 300min，或者 150min 大强度运动才能达到理想的减肥效果。

五、注意事项

1.运动锻炼减肥应与饮食控制相结合。运动前 30min 不饮食，运动后不大口喝水。减肥期间，控制饮食，俗话说"七分靠吃三分靠动"。

2.运动前注意自己的状态是否适合运动，例如，喝酒、熬夜后运动都是禁止的。

3.运动过程中讲求循序渐进，不要一味地追求速度与刺激，避免运动过猛，要及时感知身体的反馈。

4.心肺功能有问题的人群运动前须询问医生建议，避免病情加重。

5.高血压和冠心病患者要谨遵医嘱，禁止做等长（静力）运动，以免引起心率过快和血压升高。

运动中需要注意的事项

◎ 在运动中防止伤害，安全第一。

◎ 运动要循序渐进、持之以恒，不能半途放弃。每次运动前要做好充分的准备活动，运动后要做适当的整理活动。

◎ 运动时间要从短到长，强度由小到中，运动过程中不可随意增加运动强度，如跑步的速度。

◎ 运动时注意穿软底鞋，要注意保暖。

◎ 长时间运动过程中由于产热量多容易出汗，要及时脱去多余的衣物，运动后及时穿上，避免受凉。寒冷季节更要注意保暖。

◎ 应经常测定体脂百分比和体重，以确定运动减肥的进度和效果。

◎ 在进行运动干预的前几周内，体重的变化可能不明显，但不等于运动减肥效果不好。这是由于在干预前很少参加运动或不运动，在运动4~8周后，脂肪消耗，瘦体重增加，因此体重变化不大，继续运动后，体重将有更明显的变化。

◎ 要抓住一切可以运动的机会，如不坐电梯而选择走楼梯，骑自行车或走路上班，多从事家务劳动等，要在生活中运动。

六、饮食推介——健康减脂餐食谱

【早餐搭配】

饮品（下列 A 中任选一种）+ 副食（下列 B 中任选两种）

A：低脂酸奶、低脂鲜奶、新鲜果汁、新鲜蔬菜汁、无糖豆浆、蜂蜜绿茶、稀饭一碗

B：苹果、香蕉、白水煮蛋一个、肉松半碗、茶叶蛋一个、馒头四分之一、生菜沙拉一碗、豆腐四分之一块

【午餐搭配】

主食（下列 A 中任选一种）+ 汤（下列 B 中任选一种）+ 主菜（下列 C 中任选两种）

A：白饭半碗、糙米饭一碗

B：香菇金针汤、海带萝卜汤、牛蒡萝卜汤、黄豆排骨汤、冬瓜蛤蜊汤

C：凉拌竹笋、凉拌山药、凉拌芦笋、干贝草菇、银芽鸡丝、螃蟹一只、西红柿炒蛋、清蒸黄鱼、芋头鸡丝、虾仁炒豆苗、干贝芥菜、蟹黄豆腐、皮蛋豆腐、豆干鸡丝

【晚餐搭配】

主食（下列 A 中任选一种）+ 汤（下列 B 中任选一种）+ 主菜（下列 C 中任选两种）

A：绿豆麦片粥一碗、小鱼粥一碗

B：杏菜小鱼汤、青菜豆腐汤、莲子白木耳汤、苦瓜排骨汤

C：清烫菠菜、凉拌竹笋、凉拌黄瓜、水果沙拉、四季豆炒鸡丝、清蒸海鱼、南瓜鸡丁、香菇炒豆干、麻婆豆腐

早餐、午餐、晚餐减脂食谱合理搭配，30 天不重样，远离高热量食品，坚持低脂营养和有氧运动，吃出健康好身材！

案例

某健身教练为王先生制订的第一套运动处方，以及制订思路，供大家借鉴。

首先强调：每个人的需求/生活习惯/初始能力/伤病史都不同，我无法在不做系统评估的情况下，制订合适的运动处方。这里的运动处方，只适用于王先生当时的情况。

通过两周的基线观察，我确定了减肥前的王先生，每天运动量仅相当于步行2000步。之后，我对王先生进行了静态体测，包括血压、既往伤病史、体重、皮下脂肪厚度和身体围度等，并进行了包括心肺功能测试和多项力量测试在内的动态体测。

根据所得数据，我知道王先生是一个有轻度高血压的重度肥胖症患者。要健康瘦身，他必须调整饮食，并加强运动。但是考虑到他的高血压和超大体重，在体重下降20%以前，不考虑跑步。

根据他的现实情况，我给出的第一份运动处方是：王先生在此期间禁止跑步，以走路为主，也可以骑自行车和游泳。步数增加到每天8000～10000步。可以在任何地方走，不限于健身房。如果在跑步机上走，我根据他的体能测试数据，推荐了速度、坡度、时间和节奏。

后期，根据王先生的进步或平台期，我又3次更新运动处方，对速度、坡度、节奏、时长、频次和步数进行了系统调整。

根据进展，后期我解除了他跑步的禁令，并适时引入了适量针对性的力量训练。减肥全程8个月，每周我都会监督王先生的进展，及时给出调整建议。

最终：王先生减重27千克，其中脂肪减少31千克，增肌4千克。医院体检结果也非常令人满意：血压、血脂和血糖指标全面好转，脂肪肝更是直接治愈了。

第六章 "健筋骨"运动处方

人常动，筋骨辣——清·颜元《习斋言行录》云：常动则筋骨辣，气脉舒。多动而无伤（病），如手足"精动"可使脑"健"；手足之"勤动"会使人的脏腑可疾驰而无损；手足"锻炼"可获"钢筋铁骨"……

骨骼不仅默默支撑和保护着人体的所有器官，并非只是完成生活所需的"动"，它还支撑着人类生命中的一切，扮演着更多、更重要的角色——"造血器官""生命的矿物银行""生命信息的提供者"等。

不同人群都关注骨骼关节健康问题。当今，许多种慢性疾病正迅速成为全球性难题，如心脑血管病、糖尿病、肿瘤、阿尔茨海默病等。另外，在特定人群中，许多疾病也不被关注，如高发于女性绝经期前后的骨质疏松症和几乎困扰每一位老年人的骨骼关节病等。

随着人口老龄化日益严重，骨质疏松症已成为我国面临的重要健康问题。而与此有关的肌肉骨骼关节疾患者群也随之不断增多，中年以上人群中有骨骼关节疾患的人占 50% 以上。例如，约 3/4 的人都有过腰伤痛的经历；颈部疾患已成为人进入中老年的标志；更年期女性骨骼关节问题尤为明显等。未来在中国，骨骼关节疾病将排在影响人们生活质量和生命质量的首位。

骨骼关节疾病的重点关注人群：

老年人：老年人的骨骼关节疾病与老年人身体机能总体上的衰退有

关。因此，有人曾列出了这样一个等式"老年人≈骨骼关节疾病"。

女性人群：中年以上的女性或多或少在自己的身上能找出一些骨关节上的问题，如颈椎不好、肩膀痛、腰椎痛、髋关节不适、膝关节痛及阵发性小关节痛等。

青年人群：信息时代给更多的人留下痛楚，重复性机械运动损伤等，专家称这是 IT 时代的"富贵病"，也被称为"骨骼肌肉疲劳综合征"。

一、关节炎人群的运动处方

关节炎和风湿性疾病是疼痛和残障的首要因素。骨关节炎是影响一个或多个关节的局部慢性病（常见于手、髋、脊椎、膝）。风湿性关节炎是慢性、系统性炎症性疾病，它是一种免疫系统针对关节组织的病理活动。其他常见的风湿性疾病有纤维肌痛、系统性红斑狼疮、痛风和滑囊炎。

药物是关节炎治疗的核心方法，包括止痛药、非类固醇消炎药和缓解疾病的抗风湿性药物。然而，关节炎的优化治疗方案应由多学科内容组成，包括患者自我管理教育、减体重、物理治疗和作业疗法。疾病的后期阶段，当用保守治疗。不能控制疼痛时，可采用全关节置换术和其他手术治疗。尽管疼痛和功能限制对个体关节的体力活动提出了挑战，规律的运动对于管理这些疾病是必要的。特别是运动可以减轻疼痛、维持受累关节周围的肌肉力量、减轻关节僵硬程度、预防功能减退、提高心理健康和生活质量。

（一）运动测试

大多数关节炎个体可以耐受症状限制性运动测试。对关节炎人群的运动测试的注意事项如下。

◎ 在急性炎症反应阶段，采用较大强度运动测试是不恰当的（也就是说要等到红、肿、热等症状消退后再进行测试）。运动测试方式的选择应以最大限度减轻疼痛为原则。

◎ 在开始递增负荷试验之前，给患者充足的时间在低强度水平进行热
身。在测试中可用如 Borg CR10 量表这样的疼痛量表来监测疼痛等
级（表 3-6-1）。

◎ 可以进行等张、等动或等容的肌肉力量测试。虽然疼痛会限制受累
关节的最大肌肉收缩，但许多患者可以耐受一次最大重复次数测试
（1-RM）。

表 3-6-1　Borg 疼痛分类量表

等级	疼痛感	
0	没感觉	不痛
0.3		
0.5	极其弱	可以痛
0.7		
1	非常弱	
1.5		
2	弱	轻微感觉痛
2.5		
3	中等	
4		
5	强烈	严重疼痛
6		
7	非常强度	
8		
9	极其强烈	最大疼痛限度
10		
11		
∫		
·	绝对最大值	极限疼痛

(二) 运动处方

总的来说，推荐的运动频度、强度、时间和方式（或者 FIT 构架）与推荐给普通成年人的是一致的。但是对关节炎人群来说，应注意以下几点。

频率：有氧运动每周 3～5 天，抗阻训练每周 2～3 天；柔韧性关节活动度练习应该加强，至少每天都要进行。

强度：一般推荐采用有氧运动强度。然而，运动强度可能受疼痛程度的限制。对抗阻训练来说，开始时使用相对较小重量，大约是个体最大力量的 10%，每周逐渐增加最大力量的 10%，并且随着疼痛忍耐程度的提高，每周以最大 10% 的速度增长或者降低到中等强度（如一次最大重量的 40%～60%），每次练习重复 10～15 次。

时间：有氧训练以每次 5～10min 训练为起点，随着耐受力的提高增加到每天 20～30min，目标是每周 150min 的中等强度活动。抗阻训练进行一组或更多的练习，每次练习重复 10～15 次。

类别：有氧训练：进行一些对关节负荷压力较小的运动，如散步、自行车、游泳。抗阻训练：有明显关节疼痛和肌力微弱的患者刚开始可能会在受累关节附近做最大无痛等长收缩训练中获益，然后逐步进行到动力性训练。力量训练应该包括推荐给健康成人的所有主要肌肉群。柔韧练习：进行所有主要肌群的伸展性和关节活动度练习。

(三) 注意事项

为有关节炎的人群制订运动处方时的注意事项如下。

◎ 在急性期和炎症期避免剧烈运动。不过，在这个时期，进行温和的全关节活动范围内的活动是适宜的。

◎ 应该先重视活动持续时间的增加，之后再考虑增加运动强度。

◎ 3.5～10min 的充分热身和整理活动对减轻疼痛是十分重要的。热身和整理活动可以包括在关节活动范围内进行缓慢的活动。

◎ 要告知关节炎的患者，在运动中和运动后即刻出现的一些不适是可以预料的，并且这些不适不能说明关节有加重的损伤。不过，如果运动后关节持续疼痛 2 个小时，运动前疼痛加重，持续运动时间和（或）运动强度需要在以后的练习中减少。

◎ 当疼痛在最轻微的时期和（或）结合止痛药物发挥最大功效的时候，鼓励有关节炎的患者去运动。

◎ 能缓冲震动和增加稳定性的适宜的鞋子对关节炎患者尤为重要。鞋子生产商应该提供能够满足不同人的生物力学需要的合适的鞋子。

◎ 因为很多有下肢骨关节炎的患者存在超重和肥胖的现象，因此健康降体重方法是值得鼓励的。

◎ 在允许的情况下，为了提高神经肌肉的控制能力、平衡和维持日常活动的需要，可以进行一些功能性练习，例如，在水中进行坐、站、走等活动时，水温应该在 28～31℃，因为温暖的水能帮助放松肌肉和减轻疼痛。

◎ 大部分老年人都可能患有关节炎。老年人应经历与年轻人相似的适应性训练。

二、骨质疏松症人群的运动处方

体力活动对维持骨的健康是必需的，体力活动可以增加生长发育期的峰值骨量，减缓由老龄化引起的骨量丢失，通过增强肌肉力量和平衡减少跌倒危险等方面的作用，来降低骨质疏松性骨折的危险。因此，体力活动在初级（减少危险因素）和二级（治疗）预防骨质疏松中发挥着重要作用。

（一）运动测试

◎ 有骨质疏松危险的个体在运动测试中没有禁忌。但是，有骨质疏松症的个体在进行运动测试时应注意以下问题：走路会引起疼痛的严重椎骨骨质疏松患者，在做心肺功能检测时，最好选用功率车计功仪而不是运动平板。

◎ 椎骨压缩骨折使脊柱缩短，脊柱变形可影响通气量，导致身体重心的前移。后者可能会影响在运动平板步行运动中的平衡。

◎ 虽然没有建立最大肌力测试禁忌证的指南，但对严重骨质疏松患者来说，可能不适宜进行最大肌力测试。

（二）运动处方

对骨质疏松人群的运动处方推荐分为两类：有一个以上的骨质疏松危险因素（低骨密度值、年龄、女性）的个体；骨质疏松患者。

有骨质疏松危险因素的个体通过以下 FITT 构架的运动指导有助于保持骨骼健康。

频率：每周 3～5 天的承重有氧运动和每周 2～3 天的抗阻训练。

强度：根据骨骼的承受力，从中等（60%～80% 最大力量、8～12 次重复的抗阻训练）增加到大强度（80%～90% 最大力量、5～6 次重复的抗阻训练）。

时间：每天 30～60min 结合承重有氧运动和抗阻活动。

类型：承重有氧运动（如网球、登楼梯、步行和间歇性慢跑），包含跳跃的活动（排球、篮球）、抗阻运动（举重）。

（三）注意事项

根据骨骼承受力来量化运动强度是很困难的，但是在传统的一些方法中（最大心率百分比或最大力量百分比），骨承受力的增加通常与运动强度的增加是平行的。

目前，还没有制订有关骨质疏松患者运动禁忌证的指南。一般会给出不引起或加重疼痛的中等强度的运动处方。应避免爆发性和高冲击性运动，还应避免扭曲、弯曲和挤压脊柱的运动。

骨关节炎或骨质疏松引起的压缩性骨折患者，脊柱的骨密度可能显示正常甚至增加。髋骨 BMD 评定骨质疏松危险比脊柱骨 BMD 更可靠。

老年女性和男性跌倒的危险都增加了，运动处方中应该包括提高平衡能力的练习。

由于制动和卧床休息可以引起快速的、明显的骨质流失，而恢复期骨矿物质含量恢复较差，因此即使是虚弱的老年人，也应该在其健康状况允许的情况下保持体力活力，以维护骨骼健康。

三、运动健骨的基本方法

运动强度建议：负荷较小，运动量适中对骨的刺激最好。

运动形式建议：如跑步、登山、爬楼梯、举重等力量练习。

练习方法

1. 健足强腿练习法

方法：

从大步走开始，双脚用力蹬伸，步幅加大；可以走 10min 或者 200～500 步（图 3-6-1）。

作用：

增强腿力是每一个人必须要做的事情，目前许多中老年朋友膝关节有疾，可以说与腿力不够有关。这种方法既健足又健腿。

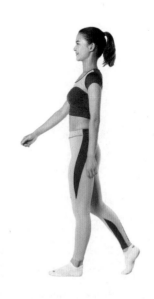

图 3-6-1　健足强腿练习法

2. 强身健骨操

方法：

身体直立，双手五指尽量张开，向头上方伸展，眼睛看向天空；颈、背、腰、臀、腿部拉直。挺胸、收腹。两腿直立，两脚尖朝前，足跟抬起（图3-6-2）。

要点：

全身用力向上伸展，保持一定的时间（20~30秒），做5~10次。老年人可以依墙而站，尽可能将头、背、臀部贴在墙上。

练习时间：

早、晚可各练一次。

作用：

对全身骨骼关节、肌肉是一种综合的锻炼。

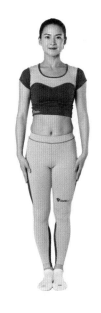

a

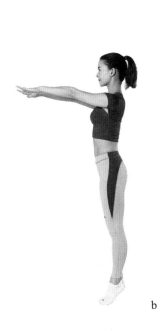

b

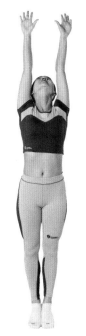

c1

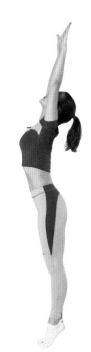

c2

图 3-6-2　强身健骨操

3. 脊柱锻炼（"隔墙看戏"）

方法：

开始时，身体挺直站立，头、颈、背、腰、臀、腿部拉直。收下颌、挺胸、收腹。两腿直立，脚尖向前。练习时，足跟抬起，双手叉腰，下颌上抬（图3-6-3）。

要点：

用力保持一定的时间（20～30秒），做3～5次。

练习时间：

早、晚可各练一次。

作用：

对脊柱关节、肌肉是一种综合锻炼。可缓解因年龄增长，颈、背微驼而造成的身体变矮。对中老年人颈椎、脊柱、腰部不适是一种很好的练习方法。

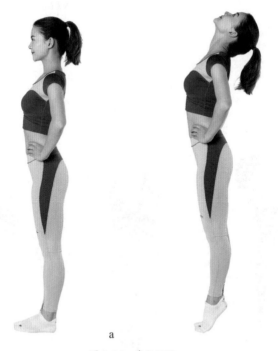

a   b

图 3-6-3 脊柱锻炼

4. 颈部锻炼

方法：

开始时，身体直立，将各部位拉直。收下颌、挺胸、收腹。两腿直立，脚尖向前。双手侧平举（像钟表9点15分的位置）。练习时，双手从9点15分位置到10点10分位置，然后重复（图3-6-4）。

要点：

全身挺拔、双手似鸟飞上下运动，做50～200次。

作用：

对颈椎关节、肌肉是一种综合锻炼。可缓解颈、背部问题，对颈椎不适是一种很好的练习手段，对中老年人的肩周炎有一定的疗效，是一种非常理想的颈椎康复手段。

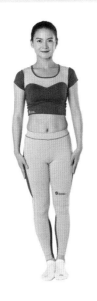
a

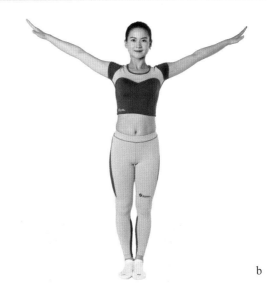
b

图 3-6-4 颈部锻炼

5. 肩部锻炼

方法：

开始时，将身体挺直站立，两腿直立，两脚尖向前。双手侧平举。练习时，两臂由肩部肌肉带动用力绕环（图3-6-5）。

要点：

坚持向前20圈、向后20圈。反复数次。

练习时间：

早、晚可各练一次。

作用：

对肩部关节及所有肌肉是一种综合锻炼。对肩周炎具有很好的疗效。

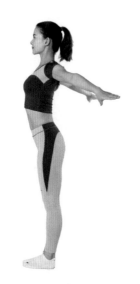
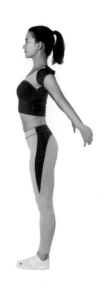

a   b

图 3-6-5   肩部锻炼

6. 背部练习（旱地划船式）

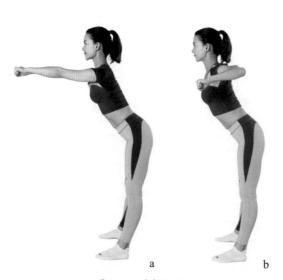

a   b

图 3-6-6   背部练习

方法：

开始时，先将身体挺直，双脚开立。由髋处上体前倾，塌腰挺胸，抬头向前看，双手前举（如抓住划船的双桨）。练习时，双手从前向后（如抓住划船的双桨），此时后背肌肉用力夹紧（图3-6-6）。

要点：

上身前倾，双手由前向后运动，约做 50 次。

练习时间：

早、晚可各练一次。

作用：

对颈椎、胸椎、背部肌肉是一种综合锻炼。可缓解颈、背部问题，还可有效地缓解和根除伏案工作者和中老年人的背部疼痛问题。

7. 腰部锻炼.

方法 1:

　　转腰: 开始时, 身体挺直, 双脚开立, 双手置于头后。练习时, 上身转动, 下肢尽可能保持不动, 每个练习静止保持 20~30 秒 (图 3-6-7)。

作用:

　　对腰椎、胸椎、腰背部肌肉是一种综合锻炼。可提高中老年人腰部力量和活动能力。

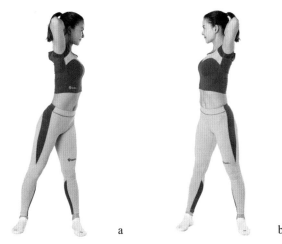

图 3-6-7　腰部锻炼 (动作 1)

方法 2:

　　侧向弯曲: 开始时, 身体挺直, 双脚开立, 双手置于头后。练习时, 上身侧倒, 下肢尽可能保持不动, 每个动作要静止保持 20 秒 (图 3-6-8)。

练习时间:

　　早、晚可各练一次。

方法 3:

　　身体正位不动, 单腿后踢。上身不要前倾, 每个动作静止保持 1~5min (图 3-6-9)。

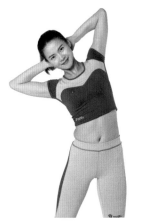

图 3-6-8　腰部锻炼 (动作 2)

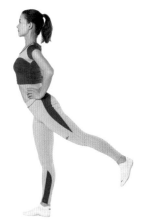

图 3-6-9　腰部锻炼 (动作 3)

8. 髋关节锻炼

方法：

开始前身体挺直站立，双手平伸、叉腰、扶东西都可以。练习时，由髋部向侧抬腿（图3-6-10）。

要点：

尽力站稳（大约静止抬起2min），左右腿轮换。

练习时间：

早、晚可各练一次。

作用：

对髋部肌肉的综合锻炼，对老年人股骨、颈骨折和股骨头坏死的治疗非常有意义。

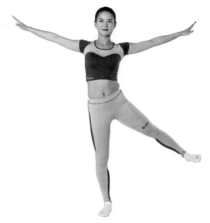

图 3-6-10　髋关节锻炼

9. 膝关节锻炼（小半蹲）

作用：

膝部的综合锻炼，可有效地提高中老年人的双膝能力。对老年退行性膝关节疾病有非常好的治疗和康复作用。

方法：

开始时身体挺直站立，双手自然下垂。练习时由膝处向下弯曲呈小半蹲（图3-6-11）。

要点：

要静止式蹲稳，蹲10～30min。

练习时间：

每晚练一次。

10. 踝关节锻炼

作用：

对脚踝的综合性锻炼，可有效地提高双脚踝能力，对老年退行性脚部疾病有非常好的治疗和康复作用。

方法：

开始前，身体挺直站立，双手自然下垂。练习时双脚尖点地，抬起足跟。

要点：

足跟抬起，大约蹲10min或做100次。

练习时间：

早、晚可各练一次。

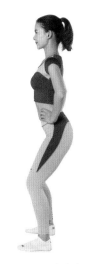

图 3-6-11　膝关节锻炼

四、注意事项

1.掌握好练习时间

清晨及上午：许多人喜欢早晨锻炼。做晨练的时候，需要注意：①切忌追求练习量和强度，如看谁做得多或看谁坚持的时间长等；②可按练习的次序或可采用广播操式的四节八呼的练习节奏进行练习；③凡有严重高血压、高脂血症、糖尿病、心脏疾患或处于急性期的其他患者，请咨询医生或健身专家，一般我们建议比较好的练习时间是下午 3 点之后。这个时间之后可以进行有一定强度和量的练习。

晚上 6~9 点是一个很好的练习时间段。

2.掌握好练习方式

套式练习：如果仅是为了强健身体、保健骨骼关节，每天可以将这套操认真地做两遍。

选择性练习：可根据自身当前的骨骼关节的伤病情况或需要缓解局部疲劳等要求进行选择性练习，如颈部不适可以马上做一组或几组颈部操。对一些上年纪的老年人或腰部、膝部问题较为严重的患者，最好在晚上进行专项练习，会有很好的康复作用。

3. 掌握好练习量

练习量：练习量过小，意义不大，但练习量并非越大越好。要由简单到复杂，循序渐进。

五、常见骨骼关节疾患的运动疗法

1. 肩周炎及肘痛的运动疗法

肩肘痛不是单一的肩肘伤病，它的产生与全身的骨骼肌肉机能状态下降有着密切的关系。因此，防治肩肘痛要与提高人体的综合体质紧密结合起来。

练习方法：空手向上引肩练习，单杠上吊肩，站立手持重物（半块砖头或装满沙子的矿泉水瓶等），"飞鸟练习"。

注意事项：如果目前肩肘痛得很厉害，同时还伴随其他症状，切忌盲目锻炼，应及时就诊。

2. 膝痛、髋痛的运动疗法

腿力减退是导致老年膝、髋疾患的关键。凡有膝、髋伤病的中老年朋友，要预防骨质疏松，保持膝、髋功能。加强科学膝髋锻炼是膝、髋健康的关键。

练习方法：杠铃半蹲；力量练习加上进行髋膝练习；徒手的静力半蹲练习；登高运动，如爬山、爬楼、跑步等；平衡加力量练习。

3. 颈椎运动和颈椎健康

每个人一生中或多或少地都发生过颈椎不适，如颈部酸胀、隐痛、发紧、僵硬等，可引起人的头晕、头痛，稍重者眩晕、恶心，往往会造成一个人的心情低落、情绪波动、记忆力下降、易落枕等。

颈椎病也称为颈肩综合征。它是多种原因形成的多样性疾病。预防颈椎病的最好方法是运动。

练习方法：①常见的与颈部锻炼有关的运动项目，如划船运动、举重运动、健身操及其他各种上肢运动的项目；②增加颈肩的力量练习，如隔墙看戏法、哑铃飞鸟法、头手对抗法、俯卧抬头法等。

4. 脊椎运动与保健方法

脊柱是人类生命活动中一个非常重要的关节，由于脊柱的骨结构、肌肉、韧带的特征，它在人的一切单一上体、下肢活动和全身活动中，不仅参与人体的活动而且有限位的作用。同时脊椎与人体的内脏有很多对应位，一般脊柱问题中的酸、痛、胀、麻和活动受限等，既可源于脊椎骨、韧带、椎间盘的病变，也可源于邻近脏器的病变引发的反射性的阵痛、隐痛等。

练习方法：①俯卧式飞鸟练习；②借助其他器械练习，加强背、胸、肩部的练习等，或者综合性练习等；③旱地划船法。

5. 手指手腕伤的运动疗法

第一节，手指充分张开，手要向后绷紧。

第二节，缓解手指关节疼和防止手变形操：①手指伸展；②屈第一、第二指关节，反复 50～100 次。

第三节，保护手，防止变形操：把一只手放平手背朝上，另一只手就像"菜刀"，一定要用力"切"，左手切右手，右手切左手。

第七章 "知灵动"运动处方

一、运动对认知能力的健康益处

67岁的盖诺·迈耶斯每天早晨起床都会问自己的妻子："今天我们有跑步比赛吗？"由于早发型的阿尔茨海默病已经让迈耶斯无法回答自己的问题。62岁就被确诊患上阿尔茨海默病，迈耶斯再也不能单独跑步了，他在2014年外出跑步时迷路，但他从没有丧失对跑步的渴望。

研究者们相信，像迈耶斯这样的患者，跑步的确可能提升情绪。对于轻型和中度的患者来说，跑步也能提高影响日常生活的脑功能。而对于处在该病高风险发病阶段的人来说，日常的心脑血管方面的运动可以保护大脑，延缓疾病的出现，改善认知能力和生活质量。

在最近一次的阿尔茨海默病协会国际会议上，来自美国维克森林大学医学院的副教授劳拉·贝克表示，目前的研究结果已经表明，运动对阿尔茨海默病高发人群起到的作用是药物所无法企及的，那就是减缓疾病的进展。

贝克以患有轻度认知功能障碍的健忘症人为研究对象，他们都有很高的可能性患上阿尔茨海默病。在6个月的研究期间，受测者每周进行4次提升心率的运动，每次30min。结果，改进了他们的认知能力，降低了tau蛋白质的磷酸化水平。

tau蛋白质的含量是随着年龄的增长而增加的，但是在患有阿尔茨海默病的人身上，增加得更加明显。在贝克的研究中，运动人员经过6个月的锻炼，该蛋白质的含量有所降低，而这是目前的药物所无法做到的。

贝克的研究表明，在阿尔茨海默病的早期阶段就进行运动，患者会收获很大的益处。虽然还没有确切的证据表明跑步能提升记忆，但是运动对其他脑功能会产生积极的影响。

哥本哈根的医学博士斯腾·哈塞尔巴尔赫对 200 位患有轻度和中度阿尔茨海默病的患者进行了研究。结果显示，每周进行 3 次各 60min 的运动，心率能达到最大值 70%～80% 的患者，在一些测试方面表现得更好。

和药物治疗相比，通过跑步等运动的方式治疗阿尔茨海默病，不易产生不良反应，而且会获得很多健康益处。

二、运动形式推荐

针对阿尔茨海默病而言，预防是最好的办法。老年人平时要多参加集体活动，可以通过读书、看报、写字、画画、唱歌、跳舞、打扑克、打麻将等方式锻炼大脑，也可以在日常生活中利用简单的填字游戏、拼图游戏等来训练思维；要多运动，如散步、打太极拳、练习八段锦等，这样有助于让老年人的身心保持良好的状态。

子女们要多和老年人交流，为老年人丰富的日常生活创造条件，避免让老年人长期处于悲观厌世、精神抑郁和孤独落寞的情绪当中；要保证饮食营养均衡，多吃水果和蔬菜。

许多阿尔茨海默病患者，在患病之前都患有高血压、糖尿病、冠心病等慢性疾病。对于患有心脑血管疾病的人群，要及时治疗，并做好日常护理，以降低患阿尔茨海默病的概率。

三、运动推介——冥想练习

1. 准备材料

1 张打坐垫子、阿尔法波音乐、冥想钟。

2. 腹式呼吸

（1）由于吸气时横膈膜会下降，把脏器挤到下方，因此肚子会膨胀，而非胸部膨胀。为此，吐气时横膈膜将会比平常上升，因而可以进行深度呼吸，吐出较多易停滞在肺底部的二氧化碳。

> 腹式呼吸：腹式呼吸是让横膈膜上下移动。

（2）练习方法

◎ 取仰卧或舒适的冥想坐姿，放松全身。

◎ 观察自然呼吸一段时间。

◎ 右手放在腹部肚脐，左手放在胸部。

◎ 吸气时，最大限度地向外扩张腹部，胸部保持不动。

◎ 呼气时，最大限度地向内收缩腹部，胸部保持不动。

◎ 循环往复，保持每一次呼吸的节奏一致。细心体会腹部的一起一落。

◎ 经过一段时间的练习之后，就可以将手拿开，只是用意识关注呼吸过程即可。

◎ 呼吸过程不要紧张也不要刻意勉强。

3. 正念呼吸

（1）最简单的正念练习——观呼吸。观察自己的呼吸，是最简单的正念练习方法。觉察自己的呼吸是快速使身心重建练习的途径。呼吸使我们立刻回到当下。呼吸的质量，其实是身心状态的真实反映。

> 正念，非常简单，就是"看到它"。看到它，就够了，不做任何多余的努力，既不评判评价，也不努力使它变好。所以，正念练习就是练习觉察。

（2）正念呼吸姿势：姿势要点是立身中正。自然舒展，使脊柱拉长，不要低头、蜷缩、歪斜、后仰。以闭目坐直为好，此姿势最容易使人专注于呼吸。

（3）正念呼吸提示语

首先找到一个安静的不被打扰的地方，可以坐在地上或是椅子上，确保你坐得舒适自在，闭上眼睛，把双手放在大腿或膝盖上，保持上身笔直，像山峰一样。放松你的胸部，让嘴角带着柔和的微笑，然后将注意力带到舌尖，让它松弛地放下，让注意力待在那。让身体舒适地待在那，轻柔地呼吸。随着你的身体慢慢地平静下来，体会你的呼吸，将注意力放在腹部，体会腹部随着呼吸而起伏。如果你觉得容易，也可以在感受呼吸最强和最顺畅的地方体会它，如在鼻腔和胸腔，体会你的呼吸，保持呼吸节奏自然，不要试图改变它，只是体会它。可以试着默默数数，数一时吸气，数二时呼气。一，吸气，二，呼气。现在和你的呼吸待在一起，体会它，而不要控制着它，让呼吸带领你。你会发现，你的思想会飘移，当你注意到时，你的注意力已经不在呼吸上了，不要自责，这很正常，试着将注意力慢慢地转移到呼吸上来。

4. 练习强度

每天 12min，坚持 2 个月。可以有效预防认知障碍。

5. 注意事项

（1）学习腹式呼吸

腹式呼吸是呼吸带动肚子的起伏，而不是肚子带动呼吸。前者自然顺畅，后者刻意勉强。

（2）学习正念呼吸：注意姿势的正确性。

参考书目

1. 王正珍. ACSM 运动测试与运动处方指南（第 8 版）［M］. 北京：人民卫生出版社，2010.

2. 王正珍. ACSM 运动测试与运动处方指南（第 9 版）［M］. 北京：北京体育大学出版社，2017.

3. 马云. 高血压运动处方指南与实例［M］. 天津：天津科学技术出版社，2015.

4. 马云，梁辰. 运动康复及心理管理［M］. 北京：人民卫生出版社：2017.

5. 马云，孙明晓. 糖尿病运动处方指南与实例［M］. 天津：天津科学技术出版社，2017.

6. 王健，何玉秀. 健康体适能［M］. 北京：人民体育出版社，2008.